DE

L'ANTÉVERSION ET DE LA RÉTROVERSION

DE L'UTÉRUS,

PAR

L.-ÉDOUARD LACROIX,

Docteur en Médecine,
ancien Interne des hôpitaux, ex-Prosecteur de la Faculté,
Membre de la Société anatomique.

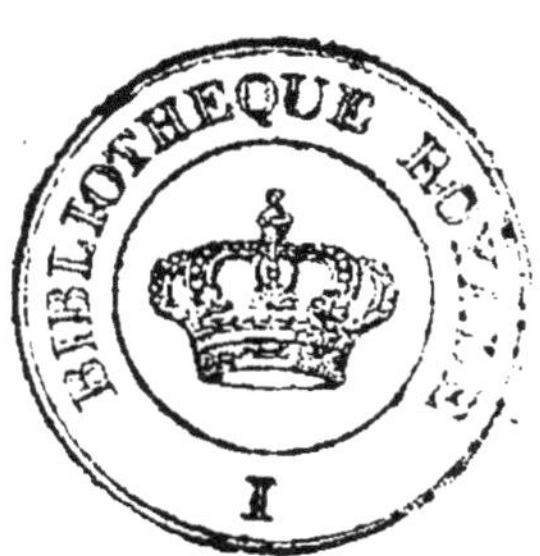

PARIS.

BAILLIÈRE FRÈRES, LIBRAIRES,

RUE DE L'ÉCOLE-DE-MÉDECINE, 17.

1844

Rignoux, Imprimeur de la Faculté de Médecine, rue Monsieur-le-Prince, 29 *bis*.

DE

L'ANTÉVERSION ET DE LA RÉTROVERSION

DE L'UTÉRUS.*

INTRODUCTION.

L'utérus peut éprouver divers changements dans sa position, soit dans l'état de vacuité, soit dans l'état de réplétion : c'est ce qui constitue ce que l'on nomme l'*antéversion*, la *rétroversion*, et le *prolapsus*. Je n'ai à m'occuper que de ces deux premiers déplacements.

Lorsque l'utérus est renfermé dans la cavité pelvienne, il peut être plus ou moins couché en arrière, de telle manière que son fond soit dirigé du côté du sacrum, le col du côté du pubis : c'est ce que l'on nomme la *rétroversion;* ou bien, disposé d'une manière inverse, son fond peut être incliné en avant du côté de la symphyse, et son col regarder directement en arrière le sacrum : c'est ce que l'on nomme l'*antéversion*.

---

* Toutes les observations de RÉTROVERSION qui suivent le numéro XII portent un numéro *de plus* que l'indication dans le texte.

D'après la définition de cette maladie, on voit qu'il doit en résulter deux ordres d'accidents, les uns dépendant de ce que l'organe n'est plus dans les conditions nécessaires pour remplir ses fonctions; les autres, de ce que l'utérus, placé au milieu d'une ceinture osseuse inamovible, doit déterminer sur les viscères environnants une compression proportionnée au degré de renversement et de développement plus ou moins considérable de l'organe déplacé.

Pour l'utérus, les lésions des fonctions sont telles que, par cette disposition, il peut être frappé de stérilité; ou bien, dans le cas où la fécondation a eu lieu avant ou après l'accident, il peut en résulter un véritable étranglement qui entraîne nécessairement l'avortement ou la gangrène de la matrice.

En ce qui concerne le trouble apporté aux organes environnants, ils peuvent varier depuis une simple difficulté dans l'exécution de leurs fonctions, jusqu'à un obstacle complet et insurmontable dans l'expulsion des matières fécales ou des urines. Arrivée à ce dernier degré, cette maladie peut être promptement mortelle.

On voit donc que ce déplacement est tout à fait du ressort de la chirurgie : dans le début, pour en prévenir les conséquences graves, et dans le dernier degré, pour arracher la malade à une mort imminente par toutes les ressources de l'art de la médecine opératoire.

HISTORIQUE DE LA RÉTROVERSION ET DE L'ANTÉVERSION.

L'histoire des déplacements de l'utérus remonte aux premiers âges de la médecine. Hippocrate est le premier qui en parle; d'abord il considère le célibat et la vacuité de l'utérus comme une cause de suppression des règles, et par suite d'engorgements variables de l'utérus. « Les femmes dont l'utérus est entretenu dans un état d'humidité convenable, et qui ne demeurent pas vides, sont peu sujettes aux dérangements de la matrice; c'est pourquoi celles qui vivent dans le célibat le plus absolu sont exposées à la suppression des règles. » « Si quidem venter mollis « evadat et febres cessent ac menses suboriantur, cum « viro conjungatur, sin minus eadem rursus facito, « quod menses decurrant et quibusdam in subdititio « appositis utatur. » (*De Natura muliebri*, page 126, ligne 36, edente Foesio.) — « Hæc autem de repente « cum sana est contingunt, hic vero affectus precipue « virgines vetulas affligit et viduas, quæ juvenes pe- « pererunt et viduitatem experiuntur. » (*Id.*, page 126, ligne 25.) — « Postquam igitur mulieri quæ nunquam « peperit, menses delitescunt neque foras, exitum « evenire possunt, hic morbus oritur. Id autem con- « tingit, si uterorum *os conclusum aut obtortum* fue- « rit, aut *pudendi pars aliqua inversa*, horum enim « alterum si adfuerit, neque mulier viri consuetudine « fruatur. » (*De Morbis mulierum*, page 153, ligne 15.)

Il est indubitable qu'Hippocrate n'ait eu en vue la rétroversion de la matrice lorsqu'il a dit: « Menses « commovebuntur cumque cessarent eamdem victus « rationem adhibeto. Hic autem morbus lethalis est, « si uteri ad medios lumbos fuerint, dolor imum ven- « trem, deinde crura detinet, cumque ventris onus « deponit, acutiores suboriuntur, stercusque non nisi « vi progreditur, urina guttatim fertur, et animo li- « quitur. » (*De Natura muliebri*, page 130, ligne 35.)— « At qui cumque ab uteri morbi contingunt, hoc est « cum uteri moti loco fuerint. Ii alias alio irruunt, « quocumque autem irruerint, eo vehementer dolo- « res feruntur. » (*De Morbis mulierum*, lib. II, sect. 5.) — « Quod si uteri circa hepar ac præcordia diutius « immoventur, mulier suffocatur. » (*Id.*, lib. I, sect. 5.) — « Morbo autem liberabitur ubi conceperit; su- « pina etiam pedibus altioribus extentis decumbat; « postea apositas spongias ex lumbis religato mulier « os uterorum corrigat, et dirigat, et suffitum exodo- « ratio adhibeat. » (*Id.*, lib. II, sect. 5.)

Je ne finirais pas de citer, si je voulais faire voir toute la finesse d'aperçu qui préside dans cette description, soit dans l'exposé des causes, des symptômes, et du traitement; mais ces déplacements de l'utérus dont parle Hippocrate n'ont trait qu'à l'organe considéré dans l'état de vacuité; il en est de même des signes indiqués par Aspasie dans le quatrième discours de la Tétralogie d'Aétius, chap. 77. « Si l'inclinaison de l'utérus a lieu en arrière ou en bas, il s'ensuit un engourdissement et de la difficulté dans les mouvements des membres inférieurs; quelquefois même les mouvements sont tout à fait impossibles, ou provoquent des douleurs insupportables; la constipation devient opiniâtre, sans que les injections puissent passer par le rectum, à moins que ce ne soit sur les genoux. Les gaz même ne peuvent s'échapper, et les douleurs augmentent quand la malade s'assied, surtout si l'inclinaison de la matrice a lieu du côté de l'anus; mais si l'inclinaison a lieu vers le pubis, la partie inférieure du ventre et de l'hypogastre se gonfle et devient douloureuse; il y a quelquefois rétention d'urine. Quel que soit le mode de l'inclinaison, il faut d'abord le traiter comme une inflammation ou exacerbation de l'utérus; si la maladie persiste, il faut remédier au déplacement. Nous recommandons à la matrone d'introduire le doigt dans le rectum, et de placer à demeure une bougie *glandem* dans le rectum, etc. » Du reste, nous reviendrons sur cet ouvrage au traitement, qui montre que cette affection sur l'utérus dans l'état d'acuité était parfaitement connue par cet auteur.

Rodrigue de Castro reproduisit plus tard d'une manière incomplète l'opinion d'Hippocrate et d'Aspasie; on peut en dire autant de tous les auteurs que Spach a réuni sous le titre de *Gynæceium, vel de mulierum morbis et affectibus*, 1579.

Les opinions d'Hippocrate et d'Aétius ont été en quelque sorte réunies par Ambroise Paré, comme on peut le voir par le passage suivant : « La matrice par les mois retenus, ou par la semence, ou quelques mauvaises humeurs ou ventositez, se pervertit et se meut de son siege et situation naturelle; quelquefois se retire en haut, et quelquefois à costé dextre ou senestre, ou s'estend en largeur, pour la plenitude des vaisseaux, qui parviennent en icelle, contenus en son corps; car les veines et arteres et autres vaisseaux, estant fort remplis, s'estendent en profond et en large, et alors ils se font plus courts, et partant se retirent vers leur origine, qui est la veine cave et grande artere, adonc retirent la matrice semblablement à eux et s'ils tirent egalement, alors elle semble monter en haut et vers l'estomac et le diaphragme, et s'ils la tirent egalement, alors s'incline en devant et en derriere, à dextre et à senestre, vers les flancs, ou à la seule region de l'os pubis, et lors la vessie et l'intestin sont agravez de douleur et enflez, et, pour le dire en un mot, le lieu où le corps de la matrice est distendu. » (Ambroise Paré, *Livre de la génération*, chap. 52, édit. Malgaigne.)

Enfin, il faut arriver jusqu'au commencement du 18e siècle pour trouver les premières recherches d'anatomie sur cette maladie. Ainsi, Littre, dans l'*Histoire de l'Académie royale des sciences de Paris*, observation anatomique 13, année 1704, a vu, en disséquant une femme stérile, la membrane qui revêt ordinairement le vagin jusqu'au col de l'utérus adhérer, dans ce cas, à l'orifice du museau de tanche, et le fermer.

Déjà, avant lui, Fabrice d'Aquapendante (*de Chirurg. opera, ubi de vitiis quor. causa femina connub. non admittat*) et Benevoli (*Osservaz.*, 1) avaient constaté par le toucher cette altération, mais non par la dissection.

Nous rapporterons la description où Morgagni a dépeint ce déplacement chez une femme qui était morte à la suite d'une inflammation des organes thoraciques, en 1748.

Il dit : « Enfin, pour ce qui regarde les parties génitales, l'utérus était un peu plus près du côté gauche que du côté droit, et *tombait en avant*. Les ovaires, qui étaient fort longs, mais petits, blancs et durs, étaient unis à ces viscères par leurs ligaments, qui étaient un peu plus épais qu'à l'ordinaire. Les vaisseaux qui se portent à travers les ligaments larges de l'utérus étaient gorgés d'une grande quantité de sang noir et variqueux en différents endroits, etc. » (Morgagni, lettre 46, § 16, traduction de Destouet et Desormeaux. Cette observation manque dans l'édition latine de Chaussier.)

Très-peu de temps après, en 1750, un chirurgien français, nommé Grégoire, le premier, dans ses leçons d'accouchement, signala ce mode de déplacement.

Levret avait bien fait, en 1743, quelques observations sur cette maladie, mais elles n'ont été publiées qu'en 1773, dans le journal de Vandermonde.

Desgranges, chirurgien de Lyon, rassembla tous les faits connus de rétroversion de l'utérus, soit en Allemagne ou en Angleterre; il présenta son mémoire à l'Académie, qui le couronna, en 1785.

Levret et Saxtorff ont été les premiers qui aient

soutenu l'opinion d'Hippocrate, que la rétroversion pouvait avoir lieu chez les nullipares et chez les vierges. Frédéric Jahn n'admet la rétroversion complète que chez les femmes enceintes. « Tamen uteri « virginei, sui non gravidati utraversio quantum ego, « quidem intelligo partim paulo obscurior, partim « minor est, quam est nomen morbi mercatur. » (*Silloge operum minorum præstant ad art. obstetriciam spectantium, quam curavit D. J. C. T. Schlegel*, t. Ier, p. 612.)

Walter Wall, chirurgien anglais, qui avait suivi les leçons de Grégoire, fournit au célèbre Guillaume Hunter l'occasion d'observer un déplacement de cette nature, pour la première fois, sur une femme enceinte. C'est le premier cas de rétroversion signalé dans l'état de grossesse et constaté par l'autopsie, selon la plupart des auteurs. Voici l'observation, extraite du *Medical observation inquiry*, t. IV, p. 401.

OBSERVATION I.

Une jeune femme de Londres, parvenue au quatrième mois de sa grossesse, eut une frayeur, et éprouva une syncope. Elle eut ensuite une grande difficulté pour uriner et aller à la garde-robe; cette difficulté augmenta les jours suivants. Sept jours après, Walter Wall fut appelé; il sonda la malade, et donna issue à trois pintes environ d'urine. Il essaya ensuite d'administrer un lavement; mais il ne put faire pénétrer que peu de liquide dans l'intestin. Le soir, il sonda de nouveau, et fit sortir plus d'une pinte d'une urine rouge et sanguinolente. Wall, ayant touché la malade par le vagin, rencontra une tumeur énorme qui comprimait cet organe contre la face interne des pubis. Il ne put trouver le col, ni reconnaître l'orifice de l'utérus. En touchant ensuite par le rectum, il trouva la même tumeur qui pressait l'intestin contre le coccyx. Cette disposition lui rappela ce qu'il avait entendu dire à Grégoire sur la rétroversion de l'utérus. Il tenta, mais en vain, de replacer ce viscère, et pria Guillaume Hunter de venir voir cette jeune femme, qui était déjà très-affaiblie. Hunter, portant le doigt dans le vagin, éloigna la tumeur des pubis, et procura l'issue d'une grande quantité d'urine. Après voir fait placer la malade sur les genoux et sur les coudes, il tenta de repousser de bas en haut le fond de l'utérus au moyen de deux doigts introduits dans le rectum, tandis qu'avec deux doigts de l'autre main placés dans le vagin, il essayait d'attirer le col en bas. Ces tentatives furent infructueuses, et la malade succomba le surlendemain.

A l'ouverture du corps, la vessie, distendue par l'urine, occupait la presque totalité de la région antérieure de l'abdomen ; l'utérus, renversé dans le bassin, formait une tumeur arrondie qui soulevait le col de la vessie; le col de l'utérus était de niveau et appuyait sur le bord supérieur des pubis, le fond dirigé en bas et en arrière pressait le rectum, près de l'anus. L'utérus, renversé et gonflé, était incarcéré dans la cavité pelvienne à un tel point, que pour le redresser il fallut diviser la symphyse des pubis.

Ce qui a fourni à Hunter les pièces d'après lesquelles il a fait graver les quatre figures de la planche 26 de son magnifique ouvrage intitulé *Anatomia uteri humani gravidi, tabulis illustrata* (Londini, 1774, grand in-folio).

Guillaume Hunter a le mérite d'avoir décrit, le premier, la rétroversion de l'utérus, en 1771. Cependant cette maladie n'était pas complétement inconnue avant cet illustre médecin : elle a été décrite, en 1732, sous le nom de *chute de l'utérus* (*delapsus uteri*). J'ai trouvé cette description dans une thèse imprimée à Dantzick (1732), et soutenue, sous la présidence de Jean-Adam Kulm, par Reinick; elle a pour titre : *Disputatio medica de uteri delapsu, suppressionis urinæ et subsequuntæ mortis causa;* Gedani, MDCCXXXII. L'autopsie a été faite avec un grand soin... J'ai cru utile de rappeler ce fait en peu de mots.

OBSERVATION II.

Le 28 août 1731, la femme d'un militaire, âgée de vingt-six ans, au quatrième mois de sa grossesse, fit un faux pas en portant un fardeau assez lourd sur son dos, et n'évita de tomber qu'en faisant un effort considérable. Rentrée à son logis, elle se plaignit d'une douleur qu'elle ressentait dans les régions des lombes et des pubis, et plus tard, ayant senti le besoin d'uriner, elle essaya vainement d'accomplir cette fonction. Elle appela un médecin, dont les soins ne lui procurèrent aucun soulagement. L'urine continua à couler goutte à goutte pendant douze jours; le ventre se tuméfia de plus en plus ; enfin, la malade mourut le 8 septembre. Kulm voulut que l'autopsie fut faite. Le ventre était tellement volumineux, qu'il simulait une grossesse à terme. La vessie, distendue par l'urine, remplissait les régions hypogastriques et ombilicales. La masse intestinale était refoulée vers la partie supérieure, au-dessous du diaphragme. La vessie contenait 20 livres d'urine : elle avait acquis un diamètre de 2 pieds en hauteur et plus de 1 pied en largeur. Cet organe en remontant avait décollé le péritoine pariétal jusqu'au niveau de l'ombilic, en sorte qu'il se trouvait en contact immédiat avec les muscles de la paroi abdominale. Quoique la vessie fût considérablement distendue, ses parois n'étaient pas devenues plus minces; elles avaient acquis, au contraire, une épaisseur double de celle qu'elles ont à l'état normal. Les uretères et les calices étaient aussi notablement dilatés. L'utérus était profondément situé derrière la vessie : une partie seulement de cet organe était visible; un repli formé par la partie supérieure du vagin en dérobait aux regards au moins le tiers. Cette portion de l'utérus était tombée dans la cavité inférieure du bassin où elle se trouvait retenue, et comprimait fortement le col de la vessie. L'utérus fut dégagé des parties qui le retenaient enclavé, et l'on trouva dans son intérieur deux fœtus jumeaux, du sexe masculin.

Depuis le commencement des siècles, la rétroversion de matrice hors de l'état de grossesse a été considérée par tous les chirurgiens comme fréquente. L'Allemagne possède depuis longtemps ces travaux sur la rétroversion de l'utérus dans l'état de vacuité. Le premier exemple connu en Allemagne est celui de Richter, publié dans le 5e volume de sa *Bibliothèque chirurgicale*, p. 132, observation recueillie par le docteur Willich, de Mulhausen. Plus tard, Gruner (*de Utero retroverso;* Iæna, 1787) prouve qu'elle était connue et décrite par Hippocrate. La même année parut une monographie renfermant tous les cas connus, par Frédéric Jahn (publiée à Iéna, 1787), puis plus tard, l'ouvrage de Siebold (*Lucina*, t. IV, p. 55, in-8°; Leipsick, 1802). Moeller fit voir que c'était un accident qui suivait l'accouchement (*de Pronatione uteri post partum;* Marb., 1803). Un des plus intéressants recueils est celui du docteur Joseph-Guillaume Schmitt, ayant pour titre : *Remarques et expériences sur la rétroversion de l'utérus chez les femmes qui ne sont pas enceintes, suivies de quelques observations d'antéversion* (Vienne, 1820). En France, la traduction de Smellie (trad. franç., tom. II, p. 150) fit voir que cette maladie pouvait avoir lieu à une époque plus avancée de la grossesse qu'on ne le supposait. Chopart, de retour de son voyage en Angleterre, fit connaître à l'Académie de chirurgie les observations de Hunter, et communiqua à Baudelocque plusieurs observations de sa pratique particulière. Ce dernier, célèbre accoucheur, en rapporta quelques observations, et chercha à expliquer le mécanisme de ces déplacements, dans son *Traité d'accouchements* de 1799. Quelques observations de rétroversion dans l'état de vacuité de l'utérus ont été publiées par madame Boivin et Dugès dans leur *Traité des maladies des femmes;* on en trouve d'autres de M. Hervez de Chégoin dans les *Mémoires de l'Académie de médecine*, de Bazin

(*De la Rétroversion,* 1827), de Martin le jeune, de Lyon (*Mémoires sur la rétroversion*), dans plusieurs thèses de la Faculté de médecine de Paris, Destrée, Cortambert (thèse, 1802), S. V. France (thèse, 1806), Finaz (thèse, 1813), Gougis (thèse, 1817), Ameline (*De l'Antéversion*, thèse, 1827), Gardien (*Accouchements,* 1816), Boyer (*Chirurgie*, 1825), madame Rondet (1833), Imbert (*Maladies des femmes*, 1840), Moreau (*Traité d'accouchements*, 1841).

On voit que les travaux n'ont pas manqué sur cette matière depuis Hunter. Comme le remarque M. Moreau, c'est une maladie des mieux connues. Si cependant sa description est effleurée dans les principaux traités de chirurgie, c'est que les accoucheurs sont plus souvent consultés que les chirurgiens dans l'état de grossesse, et qu'à l'état de vacuité, c'est une maladie qui acquiert rarement un degré d'intensité assez grand pour réclamer des soins, et que souvent elle est méconnue, faute de bien toucher la malade. Ainsi il m'est arrivé trois fois de guérir cette affection chez des femmes qui avaient inutilement consulté des gens qui font leur spécialité de soigner les maladies de l'utérus.

Résumé.— Cet historique nous montre des connaissances vagues, indécises, sur cette maladie, dans les premiers temps; au XVIIIe siècle, des notions arrêtées et précises ; et cependant, dans le XIXe siècle, aucune description ne résume ces faits nombreux et authentiques sur ces deux affections.

DÉNOMINATIONS DE L'ANTÉVERSION ET DE LA RÉTROVERSION.

Cette maladie avait été justement classée par Levret dans les déplacements de la matrice; il lui donnait le nom de *renversement transversal* en avant ou en arrière, pour le distinguer des renversements dans lesquels l'utérus se retourne en doigt de gant. Mais cette dénomination n'est pas restée dans la science.

Le nom de *rétroversion* et d'*antéversion* n'est postérieur que de quelques années (1783) à celui de Levret, qui est de 1773, et a été créé et proposé par Desgranges dans une note qu'il a annexée à son mémoire. Il avait d'abord adopté la dénomination de Levret, déjà suivie, en 1781, par Wanters, médecin de Weteren en Flandre, dans une description d'un cas de retention d'urine causée par le renversement. Desgranges proposa d'abord d'y ajouter les mots d'*antérieur* ou *postérieur;* puis ensuite, il y substitua le nom de *rétroversion* ou *antéversion,* et appela d'un terme générique ces deux maladies *la couchée*, et *le redressement* le rétablissement de la matrice à sa position naturelle.

Il y a eu quelquefois confusion dans l'usage que l'on a fait de ces mots; car quelques chirurgiens, bien à tort, ont pris pour point de départ, en se servant du mot de *rétroversion* ou d'*antéversion*, la position du col dirigé en arrière ou en avant, tandis que c'est le bas-fond qui doit être considéré, dans ces deux dénominations, dirigé soit en arrière ou en avant.

Les Allemands donnent à cette maladie des noms à peu près semblables ; ils l'appellent *reclinatio* et *pronatio uteri*, suivant qu'il est renversé en arrière ou en avant, comme on peut le voir dans l'ouvrage de Moeller (1803). Mais un ancien médecin allemand, qui a précédé Hunter dans la description de cette maladie, la nommait *delapsus*, pour la distinguer de la descente qu'il nommait *prolapsus*.

Depuis l'on a adopté partout la dénomination française traduite.

Il est un dernier degré de ces divers déplacements, état dans lequel l'utérus se replie sur le col, de manière à former avec lui un angle plus ou moins aigu, c'est ce que M. Ameline, en 1827, a nommé la *rétroflexion* et l'*antéflexion*; depuis, cette dénomination a été adoptée par madame Boivin et M. Dugès, édit. 1833.

Fréquence relative. — A propos de cette division, il est peut-être convenable de signaler la fréquence relative de ces deux affections. Nous disons que la rétroversion est beaucoup plus fréquente que l'antéversion. Aussi a-t-on beaucoup écrit sur cette première maladie. Incontestablement, si l'on rassemblait les cas de rétroversion, ils seraient beaucoup plus nombreux. Il suffit de dire que Schweighaeuser, de Strasbourg, a rencontré, à lui seul, 44 cas de rétroversion ; Guillaume-Joseph Smith, de Vienne, 14 cas, sans compter les cas de Brünenghausen, Moeller, Osiander, Baudelocque, Boivin, etc., pour voir que les cas sont très-nombreux, tandis qu'au contraire, pour l'antéversion, après les 19 cas que renferme la thèse d'Ameline, en 1827, qui cite des observations de Levret, Desgranges, Boivin, Lachapelle, à peine cite-t-on quelques observations éparses dans les journaux, et deux de M. Hervez de Chégoin, etc.

DE LA RÉTROVERSION.

La rétroversion est donc ce déplacement de la matrice dans lequel son fond se dirige en arrière du côté du rectum, dans l'excavation du rectum, tandis que son col se dirige en avant du côté de la vessie et de la symphyse des pubis. Il ne faut pas croire que cette direction soit, dans tous les cas, parfaitement droite, de telle manière que le grand axe de la matrice passe par la symphyse des pubis. Ainsi, tantôt le fond est dirigé sur le côté droit ou gauche de l'excavation du sacrum, tandis que, par suite de cela, son col en avant s'éloigne plus ou moins à gauche ou à droite de la ligne médiane (Smith. observ. 8.)

L'utérus, dans certains cas, peut être plus incliné et plus rétroversé d'un côté que de l'autre. Ce cas particulier s'observe lorsque la rétroversion a lieu consécutivement à une tumeur de l'ovaire, qui élève un des angles de l'utérus, tandis que, par un mouvement de bascule, elle abaisse l'autre.

Enfin, il est encore des degrés dans l'inclinaison

variable que la matrice ainsi couchée peut prendre par rapport au col ; car, dans la rétroflexion, elle peut former avec lui un angle très-aigu, en venant se loger dans le cul-de-sac péritonéal, placé entre le rectum et le vagin, et même y adhérer au ligament semilunaire de Douglas, comme Osiander l'a observé.

Comme ce genre de déplacement n'est pas très-commun, j'en citerai un exemple :

OBSERVATION III.

Rétroflexion de l'utérus dans l'état de grossesse.

Madame Percy, âgée de vingt-cinq ans, demeurant rue de la Poulaillerie, n° 2, était affectée d'une descente de matrice depuis sa seconde couche. Enceinte de trois mois, elle éprouva, après un exercice fatigant, des douleurs dans le bassin et de la difficulté pour aller à la selle. Après beaucoup d'efforts, pour satisfaire à ces deux besoins, elle s'aperçut qu'une tumeur, survenue presque subitement, occupait la partie supérieure de la vulve et sortait par le vagin. Cette tumeur survenue grossit et devint douloureuse ; des cuissons s'y faisaient sentir, lorsque le peu d'urine qui s'échappait par la vessie coulait sur elle ; les selles étaient entièrement supprimées. Cet état durait depuis trois jours, lorsqu'on me fit appeler le 11 juillet 1810.

Instruit de ce qui avait précédé, j'examinai les parties souffrantes, et je reconnus que la tumeur extérieure était formée par le col engorgé et douloureux ; ayant essayé de le refouler dans le vagin, je fus étonné de la résistance qu'il m'opposa. Portant alors mon doigt dans ce conduit, je trouvai bientôt la cause qui retenait le museau de tanche à la partie supérieure de la vulve. La matrice était retroversée, son fond était tourné du côté du rectum et du perinée, tandis que son col, placé en dehors de la vulve, était relevé, fixé au-dessous et en avant du pubis et recourbé sur lui-même en forme de bec d'aiguière. Je ne parvins à le faire rentrer dans le vagin qu'après avoir, à l'aide de deux doigts, soulevé le fond de l'utérus, manœuvre que j'exécutai avec assez de facilité. L'urine et les selles prirent bientôt leur cours ordinaire; des injections et des fomentations émollientes calmèrent l'irritation et l'inflammation des parties, et le repos dans le lit, que la malade garda pendant les six derniers mois de sa grossesse, dans une position horizontale, le bassin relevé par un coussin, prévinrent un nouveau déplacement. (Martin de Lyon.)

CONSIDÉRATIONS ANATOMIQUES.

La matrice, par sa situation, ses rapports, sa structure, et par ses fonctions physiologiques, se trouve prédisposée à ce déplacement; car l'utérus est suspendu au milieu d'une cavité osseuse invariable; l'excavation du bassin, dont l'ampleur peut varier en plus ou moins, ce qui peut augmenter sa mobilité ou nuire à ses fonctions. Il es en rapport avec la vessie et le rectum, qui, dans les variations de volume qu'ils éprouvent comme organe de dépôt des matières excrétées, doivent nécessairement faire changer la position de l'utérus, sur lequel pressent déjà les intestins grêles à la partie supérieure, tandis qu'à la partie inférieure, il ne se trouve soutenu que par les bords de l'orifice supérieur du vagin, qui sont bien relâchés après quelques grossesses. De plus, l'utérus est prédisposé à ce renversement par sa forme, car un de ses diamètres l'emporte beaucoup sur les autres; ce qui, dans certaines conditions de dynamique, peut faire changer de place son centre de gravité. Il est dans les mêmes conditions par sa structure, car le parenchyme est très-dense et réparti d'une manière inégale et en plus grande quantité sur la face postérieure.

Enfin, les moyens d'union de l'utérus avec les parties environnantes ne sont pas des ligaments fibreux, mais plutôt d'une nature fibro-celluleuse et comme dartoïde, d'une structure anatomique riche de vaisseaux, par cela même susceptibles dans certaines circonstances d'un grand relâchement.

Mécanisme.

Si nous examinons maintenant l'influence de ces conditions physiologiques, nous voyons que, dans l'état de vacuité, l'utérus descend à la moindre impulsion du diaphragme ou des muscles de l'abdomen, que lui communiquent les viscères du bas-ventre.

Cette action se fait sentir d'une manière bien plus énergique, quand l'utérus augmente de volume et de pesanteur, tant par ce qu'il présente plus grande surface à ces mêmes viscères, dont l'impulsion est rendue plus forte, que parce que le poids est spécifiquement plus grand, et dans ces circonstances, l'utérus finit par ne plus remonter autant dans le bassin, en même temps que son bas-fond s'abaisse en arrière, et que son col s'élève un peu en avant. Ce premier degré de précipitation, qui est l'état normal, peut s'accroître facilement, plus le bassin est étendu et plus les grossesses ont été multipliées; un degré de plus, il survient une rétroversion. Alors, dans cette nouvelle position, le cól de l'utérus, appliqué sur le bas-fond de la vessie, forme un véritable tampon qui vient s'òpposer à l'écoulement des urines, qui bientôt est difficile. L'accumulation de l'urine dans la vessie réagit sur l'utérus de deux manières : 1° en se levant dans le bas-ventre, elle entraîne le col de l'organe, et 2° en se remplissant, elle déprime le fond.

Les matières fécales s'accumulent dans le rectum au-dessus de la partie, qui est violemment comprimée, et vient surajouter une nouvelle force agissant sur le fond de l'utérus.

De sorte que l'organe se trouve entre deux puissances opposées, qui tendent de plus en plus à le renverser; c'est au point que la paroi postérieure de l'utérus finit, en chassant le péritoine, par s'adosser à la paroi postérieure du vagin.

CAUSES.

Les conditions prédisposantes anatomiques seules, quand l'utérus est dans l'état de vacuité, sont suffisantes, dans certains cas, pour que la rétroversion de l'utérus ait lieu, et alors il est souvent de la plus grande difficulté d'apprécier quelle est la véritable cause de la rétroversion, qui peut même, dans certaines circonstances, rester méconnue pendant toute la vie.

Ces conditions prédisposantes peuvent devenir efficientes par l'exagération de leurs principes, comme nous allons le voir dans l'exposé suivant des causes efficientes de la rétroversion.

Nous suivrons, dans l'exposition des diverses causes efficientes, le même ordre que celui dans lequel nous avons développé les causes prédisposantes. J'examinerai successivement celles dépendantes de la situation de l'utérus, de ses rapports, de sa structure, de ses conditions physiologiques, et de ses altérations pathologiques.

Situation. — Les rapports de dimension du bassin qui n'existent pas à l'état normal peuvent être cause de la rétroversion de l'utérus de deux manières : par trop d'ampleur, ou, au contraire, par trop d'étroitesse; mais à la condition que l'utérus augmentera normalement ou pathologiquement de volume dans le cas d'élargissement du bassin. Les ligaments sont trop longs ou les organes voisins ne soutiennent pas l'organe, et il y a culbute. Dans le cas d'étroitesse, les faits se passeront d'une toute autre manière : l'utérus, se levant dans l'excavation en augmentant de volume, sera en quelque sorte accroché par la saillie trop avancée du sacrum, et sera entraîné en arrière par ce mécanisme ; c'est du moins ainsi que Callisen et madame Boivin expliquent comment l'étroitesse du bassin peut être cause de rétroversion. Cette dernière cite même, à l'appui de cette théorie, une observation très-curieuse d'Outrepont, de Wurzbourg : Chez une femme, trois grossesses successives furent l'occasion d'autant de rétroversions dans leurs premiers mois. La dernière était une fausse grossesse, et le déplacement s'était en conséquence manifesté dès la sixième semaine, parce que l'utérus avait acquis plus rapidement des dimensions plus grandes.

On a vu, même sans difformité du bassin, la même cause opérer, mais graduellement, la rétroversion de la matrice.

Rapports. — A l'état normal, les organes qui environnent l'utérus, par l'accumulation des matériaux d'excrétions contenus dans leur cavité, ne peuvent pas seuls opérer le déplacement, à moins que l'utérus n'y soit lui-même prédisposé ; mais lorsqu'ils sont remplis outre mesure, il n'en est plus ainsi.

Vessie. — Et, de toutes les causes, la plus puissante aux yeux de Denman, de Merriman, de Callisen, de Boër, Sibergundi et autres, c'est la rétention d'urine dans la vessie. Et voici par quel mécanisme cela s'opère: quand la vessie est très-distendue, il y a abaissement de l'utérus, qui comprime d'abord l'urèthre, opère une grande distension de la vessie, d'où la rétropulsion de la matrice en arrière, et son renversement, si la saillie sacro-vertébrale est considérable et l'excavation large. Je citerai, à l'appui de cette théorie, l'observation suivante de Parent.

OBSERVATION IV.

Rétroversion par accumulation d'urine dans la vessie.

La rétroversion survint, pour la première fois, chez une femme, dans une deuxième grossesse, et à la suite d'un effort : la gestation était dans le cours du troisième mois. Après diverses tentatives, M. Parent se voit forcé d'introduire toute la main dans le rectum; il peut alors relever la matrice, en faisant passer son fond à droite de l'angle sacro-vertébral, dont la saillie était considérable; et, s'apercevant que l'utérus est très-mobile, ses ligaments très-lâches, il le pousse en avant jusqu'à le renverser sur les pubis. Mais, ainsi placé, cet organe comprime encore les voies urinaires, la vessie se distend, et la rétroversion se reproduit. La réduction s'obtient de même que la première fois; la sonde est laissée en place; le repos conservé pendant plusieurs semaines, et bientôt l'utérus a dépassé le détroit supérieur, et la femme n'a plus rien à craindre. Dans une grossesse subséquente, des accidents tout semblables, dus à la même cause, se sont terminés par un avortement : M. Parent ne fut pas appelé. Ensuite, pour la quatrième fois, cette femme éprouva, à trois mois et demi, une rétroversion; et cette déviation se reproduisit trois fois, à peu de jours de distance, parce qu'on n'eut pas le soin de conserver exactement la sonde dans la vessie; chaque fois la réduction fut opérée avec la main entière, comme la première fois, et en s'aidant de quelques doigts portés dans le vagin. Enfin, dans une cinquième et dernière grossesse, l'abaissement de l'utérus avait déjà causé la rétention d'urine, et la rétroversion était imminente, selon M. Parent, lorsqu'il la prévint par l'emploi de la sonde en permanence. Ce qu'il y a de remarquable, c'est que, dans l'état de vacuité, l'utérus n'est point abaissé : d'où nous croyons pouvoir conclure que la saillie de l'angle sacro-vertébral est, chez cette femme, comme chez celle du professeur d'Outrepont, la principale source des accidents qu'elle a éprouvés. (Boivin et Dugès.)

Rectum. — L'accumulation des matières fécales peut aussi déterminer la rétroversion, mais son principe d'action n'est plus le même, et il varie suivant que l'utérus est dans l'état de vacuité ou de réplétion. Dans le premier cas, il agit sur le corps en l'abaissant directement, comme le prouve l'observation suivante; mais dans le cas où l'utérus s'élève dans le bassin, les matières fécales, sans être en grande quantité, en augmentant l'angle sacro-vertébral, peuvent accrocher le fond de l'utérus, et déterminer graduellement l'abaissement de cet organe.

OBSERVATION V.

Rétroversion de l'utérus en vacuité par accumulation des matières fécales dans le rectum.

Madame la comtesse de V...., vivant, depuis près de quinze mois, entre l'espoir d'être mère et la crainte de ne pas l'être, avait consulté plusieurs personnes de l'art sans sortir de ses incertitudes, lorsque M. Duméril lui donna le conseil de me faire appeler.

Avant de procéder à l'examen manuel, j'obtins de cette dame les renseignements suivants :

Née dans l'Inde, de parents anglais, elle y fut élevée jusqu'à l'âge de dix-neuf ans, qu'elle revint en Europe. La menstruation s'était établie de bonne heure et avait continué son cours d'une manière régulière et avec assez d'abondance. Madame de V.... avait été sujette à une fièvre accompagnée de douleurs violentes à la tête, et suivie d'un abcès qui s'ouvrit sur le vertex. La santé ne se rétablit qu'en France, où cette dame s'est mariée. Cependant, depuis cette époque, elle a éprouvé de temps à autre des douleurs dans l'hypocondre droit, puis dans la région de l'estomac, et, de plus, des vomissements de matières d'abord verdâtres, ensuite muqueuses ou glaireuses. On avait appliqué plusieurs vésicatoires volants sur le côté droit, des sangsues sur l'épigastre. La constipation étant devenue depuis longtemps un état habituel chez cette dame, qui d'ailleurs était sujette à des borborygmes, elle fut mise à l'usage du calomélas, dont elle se trouva bien. Voyant alors son ventre et ses seins augmenter de volume, éprouvant la sensation fréquente de mouvements dans diverses régions de l'abdomen, madame de V.... se crut enceinte, et fut entretenue dans cette idée par l'accoucheur dont la famille de son mari avait fait choix pour elle.

Au bout de sept à huit mois de mariage, le ventre s'affaisse tout à coup, sans cause connue; les vomissements, qui avaient cessé, se renouvellent. Cependant, l'accoucheur persiste dans ses idées de grossesse : il attribue l'affaissement de l'abdomen au changement d'attitude du fœtus. Quelques mois s'écoulent encore, et le ventre se développe de nouveau. L'accoucheur examine l'état des parties, et, pour cette fois-ci, il a, dit-il, acquis la certitude qu'il existe une grossesse de quatre mois et demi. D'après ce calcul, à l'époque où je suis appelé près de cette dame, elle serait enceinte de sept mois et demi. Il y a seize mois qu'elle est mariée et qu'elle n'a pas cessé d'être abondamment menstruée, plus abondamment même qu'avant son mariage, circonstance due sans doute aux fréquents rapprochements des deux époux. Depuis trois mois, époque de l'exploration pratiquée par son accoucheur, elle a fait un fréquent usage de bains tièdes; elle a presque constamment gardé le lit, afin d'éviter une fausse couche : aussi a-t-elle pris beaucoup plus d'embonpoint que ne semble le comporter son âge (vingt-deux ans). Son tempérament, éminemment lymphatique, a sans doute favorisé cette accumulation de graisse dans le tissu cellulaire, sous l'influence d'un repos complet, d'un régime nouveau et de médications relâchantes. Les détails que je venais de recueillir ne s'accordaient guère avec l'existence d'une grossesse fœtale ; cependant je procédai à l'examen des parties : quoique extrêmement épaissés, les parois abdominales se laissaient assez profondément déprimer pour permettre l'exploration de cette cavité, et pour donner la conviction qu'il n'y existait aucune tumeur, au moins assez volumineuse pour simuler une grossesse de plusieurs mois. L'entrée du vagin se trouvait obstruée par la tuméfaction du rectum, qui repoussait en avant la paroi postérieure du canal vulvo-utérin, disposition occasionnée par une énorme accumulation de matières stercorales. Le doigt, ayant franchi cet obstacle, rencontrait derrière la tumeur, le fond de l'utérus abaissé du côté du coccyx, et, en suivant la direction du corps de cet organe à travers le vagin, j'arrivai jusqu'au museau de tanche, que je trouvai appuyé derrière et au bas de la symphyse du pubis. L'utérus, déversé, était du volume naturel, sa situation permettait d'en circonscrire toute l'étendue avec les doigts. J'affirmai donc qu'il n'y avait pas la moindre apparence de grossesse ; qu'il existait une rétroversion de l'utérus, qui, si elle était habituelle, devenait un obstacle à la fécondation; que cet obstacle pouvait être surmonté par quelques moyens mécaniques. J'ajoutai qu'avant de prononcer définitivement sur cette dernière circonstance, il était nécessaire de procéder à un nouvel examen, après avoir vidé le rectum au moyen d'un lavement un peu excitant.

Trompés depuis longtemps dans leurs espérances, les époux ne s'en tinrent pas pourtant à l'opinion que j'avais énoncée; ils firent appeler, deux jours après, M. Dubois père, qui confirma la non-existence de la grossesse, mais trouva l'utérus dans sa situation naturelle. Il n'y avait point, m'a-t-il dit, de rétroversion, mais aussi le rectum était dans l'état de vacuité, et nous ne doutons point que ce ne fut à l'accumulation des matières fécales, à la pression exercée par elles et le rectum distendu sur l'utérus, qu'était dû le déplacement que nous avions bien positivement constaté. Dans la même semaine, un fait à peu près analogue s'est présenté à la consultation particulière de M. Dubois, selon ce qu'il nous en a dit lui-même. (Boivin et Dugès, *Maladies de l'utérus.*)

Intestins.—La pression intestinale peut aussi devenir la cause de rétroversion; il se peut que, dans certaines circonstances, cela dépende uniquement de leur pesanteur naturelle. Dans d'autres, c'est par l'action d'une force qui leur imprime une impulsion considérable, soit que son point de départ soit une des parois abdominales, l'antérieure ou la supérieure, ou même toutes les deux à la fois.

1° Quand l'utérus est soumis à la pression uniforme d'un liquide qui peut cependant par son poids avoir allongé son col et relâché ses ligaments, comme dans l'ascite, à la suite de la paracentèse, le liquide une fois évacué, les intestins peuvent refouler en bas, et renverser l'utérus, comme le prouve l'observation suivante.

OBSERVATION VI.

Rétroversion par pression des intestins, suite d'une ponction dans le cas d'ascite.

(8e obs.) Une femme non mariée, d'environ quarante ans, d'une taille et de l'embonpoint au-dessus de l'ordinaire, habituellement constipée, puis affectée d'une ascite, d'un tempérament froid, accoutumée à une vie sédentaire, et éprouvant de fortes coliques à chaque époque menstruelle, qui, depuis un an, revient d'une manière irrégulière (elle a été une fois trois mois sans rien voir); point de douleur dans la région pelvienne, point d'écoulemeat vaginal; urine facilement rendue. Il y avait trois jours qu'on lui avait fait la ponction, ce qui avait donné lieu à l'écoulement d'une quantité abondante de sérosité. Peu après cette opération, douleurs d'entrailles, pressant besoin d'uriner sans pouvoir y satisfaire. Ce besoin se fait de plus en plus sentir; la malade paraît beaucoup souffrir : on attend pendant huit heures, durant lesquelles on a eu recours aux cataplasmes, aux lavements, aux fomentations; le tout en vain : il fallut introduire une sonde. A partir de ce moment, tous les accidents cessèrent; mais on fut obligé plus tard de combattre encore la rétention d'urine par le cathéter que l'on éprouvait quelque difficulté à introduire, à cause d'un obstacle mécanique. Cette circonstance provoque l'examen des parties génitales, et le docteur Schmitt trouva la cavité postérieure du bassin occupée par une tumeur allongée, arrondie, lisse, de consistance charnue, qui descendait presque jusqu'à la vulve en arrière, et remontait presque au niveau du bord supérieur du pubis en avant, où elle se trouvait en contact avec le canal de l'urèthre. Il résultait de là que le vagin en arrière était, pour ainsi dire, plissé sur lui-même, et offrait par conséquent peu de profondeur, tandis qu'en avant il était très-distendu et plus profond que dans l'état normal. Il était évident que c'était à une rétroversion de la matrice que l'on avait affaire. On ne put trouver le col de l'utérus, circonstance qui pouvait laisser quelque doute sur la certitude du diagnostic. Le docteur Schmitt essaye de pousser la tumeur en avant, mais en vain; car il la trouve immobile. Ce premier essai n'ayant point causé de douleur, on fait mettre la malade sur les genoux et sur les coudes, et l'on essaie de nouveau la réduction : c'est tout au plus si la matrice éprouve un léger déplacement. Cette position ne permit pas davantage de trouver l'orifice utérin. On recommande le coucher horizontal sur le côté, l'entretien de la liberté du ventre, le cathétérisme, des tentatives de réduction par l'anus et par le vagin tous les jours.

Le lendemain au soir, la malade put uriner librement; et deux jours plus tard, les règles parurent, et coulèrent bien, sans douleur, pendant cinq jours. La malade se trouve bien. Le ventre était vide et flasque, et le foie, qui naguères était très-volumineux, a maintenu sa dimension normale. L'ascite paraît tout à fait guérie. Le toucher ne fait reconnaître aucune différence dans la position de l'utérus. On fait placer de nouveau la malade sur les genoux et sur les coudes, et l'on fait de nouvelles tentatives de réduction, en introduisant deux doigts par le vagin d'abord, ensuite par l'anus. La tumeur est à peine mobile. En essayant la réduction par l'anus, on s'aperçoit que la matrice était globiforme, et avait le volume d'une petite tête d'enfant; elle était dure comme une masse de tissu lardacé et tout à fait insensible à la pression. On discontinue les tentatives de réduction.

Sept jours plus tard, le docteur Schmitt examine de nouveau cette malade, qui avait quitté son lit depuis deux jours. Elle paraissait bien portante; elle se réjouissait d'avoir eu une selle facile, très-volumineuse. Cette dernière circonstance prouvait en effet que le rectum n'était plus soumis à la pression de l'utérus engorgé. La partie inférieure de la tumeur était un peu moindre, et moins près de l'entrée du vagin; mais en somme, la rétroversion avait peu diminuée. On sent, derrière le pubis gauche, une petite saillie arrondie, que l'on suppose être la lèvre postérieure de l'orifice utérin. Peu loin de là et un peu plus à droite, on rencontre une petite masse rude, dure comme une pierre, du volume d'un grain de chènevis, que le docteur Schmitt avait déjà rencontrée auparavant.

Plus tard, la malade éprouve de la difficulé à aller à la selle et à introduire la canule de sa seringue; elle se plaint aussi d'une plénitude inaccoutumée du vagin. On procède à un nouvel examen qui n'apprend rien de nouveau, excepté que pour la première fois le docteur Schmitt peut bien circonscrire, à travers les parois abdominales, la circonférence de la tumeur, et reconnaître qu'elle est beaucoup plus à droite qu'à gauche, ce qui explique la facilité des selles et de l'écoulement de l'urine. La rétention que la malade avait éprouvée après la ponction a pu être causée par le changement de position que l'utérus a dû éprouver à la suite de cette opération. Le docteur Schmitt n'a point revu cette malade. Il apprit de son médecin ordinaire qu'elle paraissait complétement rétablie. Les moyens de traitement avaient consisté en lavements; la malade avait évité de se tenir couchée sur le dos.

L'auteur ne doute nullement que cette rétroversion n'ait eu pour cause prédisposante un engorgement chronique du corps de l'utérus, qui peu à peu a produit un relâchement des ligaments de l'organe, et, comme cause efficiente, la paracentèse, la constipation et les efforts violents pour aller à la selle qui ont dû contribuer beaucoup à rendre la rétroversion complète. (Guillaume-Joseph Schmitt; Vienne, 1820.)

2° A la pesanteur et à la pression abdominale à laquelle les intestins sont habituellement soumis, peut se surajouter une violence extérieure, comme une compression de la paroi abdominale.

OBSERVATION VII.

Compression sur le ventre, cause de rétroversion de la matrice chez une femme grosse de trois mois.

M. France père fut appelé, il y a quelques années, au secours d'une femme enceinte de trois mois environ, et qui venait d'éprouver une violente compression sur le ventre par l'essieu d'une voiture. Rendu auprès de la malade, il la trouva très-souffrante, se plaignant de violents maux de reins, de picotements à la vulve, de douleurs dans le ventre, et ne pouvant uriner; elle était d'un tempérament sanguin. Il la fit saigner du bras, dans la vue de prévenir les accidents qui sont souvent la suite de semblables froissements. Cela fait, il la toucha, et reconnut un déplacement de la matrice; le col s'était placé derrière le pubis, et son fond devant le sacrum. Les accidents commençaient à prendre de l'intensité; cependant, comme la vessie n'était pas très distendue, que la maladie était récente, et que la saignée avait occasionné un peu de relâchement, il crut le moment favorable pour la réduction, qui s'effectua, comme il l'avait prévu, sans difficulté.

On vit bientôt disparaître tous les accidents, et la

malade fut promptement rétablie (thèse de l'Ecole de médecine, par J.-V. France, 1806).

Une pression abdominale qui n'est pas brusque, mais continue chez les femmes enceintes de trois mois et demi à quatre mois, peut déterminer, par l'usage des corsets, la rétroversion par deux causes : 1° par l'action des intestins qui, ne pouvant remonter, dépriment le corps; 2° par la pression des parois abdominales d'avant en arrière, qui refoule l'utérus et le rapproche du sacrum. Chez certaines personnes même, la constipation vient encore en aide à ce déplacement.

C'est ce que j'ai eu lieu d'observer sur une de mes malades qui éprouvait des douleurs intolérables au méat urinaire, de la difficulté à uriner et à aller à la selle, et, dans quelques circonstances, impossibilité complète de marcher; le toucher par le vagin me fit constater l'obliquité du col de l'utérus qui, placé en haut et en avant, était très-difficile à atteindre derrière le pubis.

3° D'autres fois, les intestins, violemment comprimés, réagissent sur l'utérus dans un effort, dans une frayeur, comme en rapporte un exemple Hunter, et surtout dans la défécation (Martin le jeune, de Lyon). Comme on le voit, c'est par l'action du diaphragme que l'utérus se rétroverse.

OBSERVATION VIII.

Rétroversion suite d'un effort pour soulever un fardeau.

La femme Geoffret, de la commune de Vaux, département de l'Isère, âgée de quarante-deux ans, était enceinte de son quatrième enfant, lorsque, le 24 août 1811, au troisième mois de sa grossesse, elle souleva un pesant fardeau pour le placer sur la tête d'un homme ; elle ressentit aussitôt dans le bassin un mouvement extraordinaire accompagné de légères douleurs, ce qui ne l'empêcha pas de se livrer, dans la journée, aux soins de son ménage. Le soir, les urines, qui avaient coulé en petite quantité depuis l'accident, se supprimèrent tout à fait; alors survinrent des douleurs vives dans l'hypogastre, des tiraillements dans les aines qui rendaient difficiles les mouvements des membres inférieurs, un sentiment de pesanteur extraordinaire sur le rectum, des envies fréquentes et inutiles d'uriner et d'aller à la selle, les plus violents efforts ne faisant sortir que quelques gouttes d'urine et quelques glaires mélangés d'un peu de matière fécale. Cette femme resta dans cet état jusqu'au 14 septembre, époque à laquelle elle vint me consulter.

Je trouvai dans l'hypogastre une tumeur volumineuse, arrondie et fluctuante, que je reconnus être formée par la vessie distendue; ce symptôme, joint aux renseignements que je venais de recevoir, ne me laissa aucun doute sur le déplacement de la matrice. Je renvoyai la malade à son hôtel, et m'y transportai bientôt, accompagné du docteur Rapou, alors mon secrétaire. Nous reconnûmes l'un et l'autre une tumeur remplissant le vagin, et ayant le volume de la tête d'un fœtus à terme ; il nous fut très-facile de distinguer qu'elle était formée par la matrice, dont le fond, dirigé en arrière et en bas, déprimait le rectum, et poussait en avant le périnée et la paroi postérieure du vagin, tandis que le museau de tanche, placé derrière les os pubis et au-dessus d'eux, un peu à droite, pressait fortement la vessie de bas en haut et d'avant en arrière. On voit que l'utérus avait exécuté un mouvement de bascule complet, ce qui devait rendre sa réduction difficile. Après avoir situé convenablement la malade, j'introduisis avec beaucoup de peine une sonde d'homme dans la vessie, d'où je tirai 5 à 6 livres d'urine; un lavement, que j'avais prescrit pour vider le rectum, ayant été refusé, je procédai de suite à la réduction de la matrice. Les doigts index, médius et annulaire de ma main droite repoussèrent d'abord la tumeur qui bouchait l'entrée du vagin, et, dans un second effort exercé de bas en haut, le fond de l'utérus fut relevé et reprit brusquement sa place avec un bruit sensible. La malade, couchée horizontalement sur le dos, le bassin un peu élevé, garda jusqu'au lendemain le plus parfait repos; des fomentations d'eau froide furent faites sur le ventre. Tous les accidents disparurent, et le jour suivant, cette femme, placée sur une voiture, put retourner dans son village (Martin jeune, de Lyon ; 1835).

OBSERVATION IX.

Rétroversion causée par des efforts dans la défécation.

Madame Durand avait eu un enfant à l'âge de dix-sept ans, et était ensuite restée stérile pendant six années. Souvent, après avoir fait des efforts pour aller à la selle, elle éprouvait des douleurs dans le bassin du côté du fondement; douleurs que la cohabitation avec son mari faisait cesser. Redevenue enceinte, elle était au deuxième mois de sa grossesse, lorsqu'elle ressentit des coliques, suivies d'hémorrhagie utérine; ces accidents durèrent une douzaine de jours, et se terminèrent par l'expulsion d'un placenta. Madame Durand éprouva dans le vagin le sentiment d'un poids incommode; il lui sembla qu'un corps étranger allait s'échapper par la vulve : dès ce moment, douleurs vives dans l'hypogastre, tension et météorisme du ventre, besoin continuel d'uriner et vains efforts pour le satisfaire; tumeur fluctuante, arrondie, occupant la région hypogastrique et formée évidemment par la vessie distendue.

Le toucher me fit distinguer une tumeur qui remplissait et déprimait le vagin, et que je reconnus être produite par la matrice rétroversée; le col de cet organe était placé dessous et derrière l'arcade du pubis. Après avoir vidé la vessie à l'aide de la sonde, je relevai avec deux doigts introduits dans le vagin le fond de l'utérus, qui ne reprit pas entièrement sa position naturelle, son col conservant toujours une tendance à se porter sous le pubis.

En cherchant l'obstacle qui s'opposait à la réduction complète de la matrice, je trouvai en avant, dans la fosse iliaque droite, une tumeur assez volumineuse, qui, en raison de sa dureté et de son insensibilité, me parut ancienne : c'était elle qui par son poids déprimait le fond de l'utérus. Un mois après, j'explorai de nouveau l'abdomen : la tumeur avait conservé son volume et son indolence; le fond de la matrice était toujours incliné du côté du rectum; son col occupait le centre du vagin, mais était recourbé sur lui-même en forme de bec d'aiguière.

4° Enfin, quelquefois la contraction spasmodique et convulsive du diaphragme des muscles de la paroi antérieure de l'abdomen peut déterminer le renversement de la matrice. Ainsi, Chopart a communiqué à Baudelocque qu'une femme grosse de deux mois avait été prise de vomissements, comme cela arrive ordinairement dans les premiers mois de la grossesse, et qu'il s'opéra, par suite de ces efforts, une rétroversion qui ne paraissait pas avoir d'autres causes, ou bien dans les efforts provoqués par un avortement, comme le prouve l'observation suivante.

OBSERVATION X.

Rétrécissement dans des efforts d'avortement.

Madame Pin, âgée de trente-deux ans, marchande de sel, rue de la Gerbe, avait porté deux enfants à terme, et avait éprouvé un avortement au deuxième mois d'une troisième grossesse. Elle avait eu, suivant son rapport, une chute de matrice, survenue après un travail pénible, et à laquelle un chirurgien avait remédié en refoulant cet organe prêt à s'échapper par la vulve, et en prescrivant le repos dans une position horizontale.

Dans les premiers jours du mois de février 1810, étant enceinte de trois mois, elle fit un effort en aidant un homme à placer sur ses épaules un sac de sel pesant plus de 100 livres : à l'instant même elle ressentit dans les reins une douleur qui persistait cinq jours après, lorsqu'une perte utérine se manifesta et fut accompagnée de coliques vives, revenant par intervalles. Mon collègue et ami M. Dumas, qui fut appelé auprès de cette dame, trouva l'orifice de la matrice fermé, *le museau de tanche occupant le centre du vagin*. Il prescrivit le repos du lit, une tisane délayante, et crut pouvoir annoncer un avortement. Les contractions de la matrice devinrent de plus en plus fortes; les urines et les selles furent supprimées pendant près de douze heures; la perte diminua, et finit par s'arrêter; une douleur vive et constante dans le côté gauche de l'hypogastre, augmentant à chaque contraction utérine, fit pousser à la malade des cris lamentables pendant toute la nuit. Le matin elle urina avec douleur, mais fut un peu soulagée. Le docteur Dumas m'ayant fait appeler en consultation, nous reconnûmes ensemble *une rétroversion complète* de la matrice : le col de l'utérus était placé derrière le pubis et un peu à droite ; son fond était appuyé sur le sacrum ; le corps de l'organe formait dans le vagin une tumeur arrondie, du volume du poing, déprimant la paroi postérieure de ce conduit. Cette tumeur était douloureuse au toucher ; elle présentait une résistance qui annonçait l'engorgement inflammatoire de la matrice. L'orifice ouvert, qu'on touchait avec difficulté, laissait échapper une portion du placenta engagée dans la cavité du col utérin. La position renversée de la matrice, et la pression de son orifice derrière le pubis, expliquaient la suppression de pertes et la rétention du sang dans la cavité utérine, ce qui devait engorger et irriter les parois de l'organe, rendre les douleurs intolérables et impuissantes pour opérer la délivrance.

Le docteur Dumas introduisit la sonde dans la vessie, mais il n'en sortit que peu d'urine. Il essaya ensuite de replacer la matrice : la résistance qu'il éprouva, les cris de la malade, l'obligèrent à cesser les manœuvres. Il me pria de le remplacer : ce ne fut qu'avec beaucoup de peine que je parvins à rendre à l'utérus sa position naturelle. L'orifice ramené au centre du vagin était assez dilaté pour recevoir le doigt; je pus extraire une grande partie du placenta, déchirer ce qui en restait, pour en rendre l'expulsion plus facile. Cette opération mit fin à la douleur vive de l'hypogastre; mais la sensiblité et l'engorgement de la matrice, ainsi qu'une douleur sourde que la malade ressentait dans le bassin, nous décidèrent à pratiquer une petite saignée qui procura beaucoup de soulagement, et contribua, avec quelques injections émollientes dans la matrice, à compléter la délivrance. (Martin, 2e observation.)

L'auteur pense que cette rétroversion est due aux contractions de la matrice, ce qui n'est pas du tout admissible, mais bien plutôt aux efforts du diaphragme et des muscles des parois de l'abdomen pour soutenir, par la compression, les contractions utérines.

Vagin. — L'utérus, par ses rapports inférieurs avec le vagin, peut aussi trouver une cause de rétroversion dans la dilatation trop grande de ce canal, *à la suite de couches nombreuses ;* mais cela n'a lieu qu'à la condition que les ligaments soient eux-mêmes relâchés. Toutefois, nous dirons que le trop d'ampleur du vagin peut cependant primitivement entraîner le relâchement des ligaments, et par suite la rétroversion, et que même, chez les femmes qui n'ont pas eu d'enfants, on peut concevoir que l'utérus se renverse dans le vagin qui remonte sur le col de l'utérus, et que le relâchement des ligaments ne soit que consécutif, comme dans le cas de vice de conformation.

OBSERVATION XI.

Rétroversion incomplète à l'état de vacuité, occasionnée par un vice de conformation du vagin.

Madame M..., grande, forte, vigoureuse, ne fut menstruée qu'à vingt ans et par suite d'un mariage conseillé, il y a trois ans, par M. Dubois père, dans l'espoir de faire cesser des accidents qui paraissaient dépendre de l'absence des règles. Depuis l'âge de quinze ans, cette femme se livrait à la masturbation avec une sorte de fureur. Après s'être mariée, elle vit accroître l'irritation des parties génitales, et se sentit plus irrésistiblement que jamais entraînée à ses fâcheuses habitudes. Désespérée de cette situation, qui lui attire le mépris et les dégoûts de son mari, elle s'est adressée à moi, pour savoir si cet état de choses ne dépendrait pas d'un vice de conformation, et s'il n'existerait pas quelques moyens d'y remédier.

Il y avait, en effet, de la part du vagin, une disposition toute particulière. Ce canal formait un ample cul-de-sac vide. On n'y rencontrait point l'orifice de l'utérus, de quelque côté qu'on le cherchât. On aurait pu croire, cette femme n'ayant jamais eu d'enfants, que l'utérus manquait totalement, si la menstruation, quoique peu abondante, n'en avait prouvé l'existence. En portant le doigt verticalement derrière les pubis, j'y trouvai le museau de tanche : il était fixé derrière le canal de l'urèthre d'une manière si intime, que toutes tentatives pour l'abaisser furent inutiles.

Ainsi attiré et fixé en avant par son sommet, l'utérus avait forcément changé de direction. Sa base s'était renversée en arrière, mais elle était restée assez élevée dans l'excavation pelvienne. Sans doute, une rétraction ou un défaut de développement de la paroi antérieure du vagin avait amené ces désordres; car cette paroi n'avait pas plus de 8 à 10 lignes de hauteur, et le cul-de-sac, dans lequel le doigt s'était d'abord plongé, appartenait en totalité à la paroi postérieure. L'irritation que devait éprouver la matrice pendant la copulation, et les difficultés que sa situation à l'évacuation du sang menstruel, me firent craindre une inflammation de l'appareil génital interne; c'est pourquoi je conseillai à la malade l'application de quinze à vingt sangsues, deux fois par mois, tantôt au périnée, tantôt aux grandes lèvres, les bains de siége à la suite des sangsues, l'abstinence de toute stimulation interne ou externe. Continué pendant six mois, ce traitement eut tout le bon effet que j'en attendais. Depuis, la malade se bornait à l'application de douze sangsues, seulement à l'époque des règles. Le calme s'est rétabli; les mauvaises habitudes ont cessé peu à peu chez cette femme, même encore longtemps après la séparation légale d'avec son mari. (Boivin et Dugès, *Mal. de l'utérus.*)

Utérus. — La rétroversion peut aussi trouver sa

cause dans la forme, la structure, les annexes et les conditions physiologiques variables de l'utérus.

Forme. — Ainsi, quelquefois d'abord la forme seule peut être cause de sa rétroversion, son diamètre vertical l'emportant sur les autres diamètres si les ligaments sont relâchés déjà et que l'utérus se précipite dans le vagin. Si le centre de gravité ne vient plus à passer par son grand axe, l'utérus peut se rétroverser : c'est ce qui est arrivé à une femme dont je vais citer l'observation suivante.

OBSERVATION XII.

Une femme affectée d'une descente de l'utérus était obligée de refouler avec le doigt le col de l'organe toutes les fois qu'elle voulait uriner. Un jour qu'elle l'avait refoulé trop brusquement, elle sentit dans le ventre quelque chose qui se dérangeait. C'était l'utérus qui venait de se renverser en arrière. (Baudelocque, *Traité de l'accouchement.*)

Volume. — La rétroversion de l'utérus peut dépendre de ce qu'il a pris un volume plus considérable qu'à l'état normal. Son poids seul suffit pour opérer cette rétroversion; mais dans certains cas, la plus grande épaisseur que l'utérus a prise à la partie postérieure peut venir en aide pour produire ce déplacement. Cet engorgement peut être de nature inflammatoire, ou bien résulter d'une véritable congestion anormale de l'utérus, chez les filles peu ou mal réglées, chez lesquelles l'organe reste gonflé faute de s'être vidé complétement dans l'effort hémorrhagique.

1° Nous citerons un premier cas dans lequel la phlegmasie de l'utérus paraît avoir été la cause de la rétroversion.

OBSERVATION XIII.

Retroversion par suite d'inflammation de l'utérus.

(11e obs.) Une femme de condition, très-jeune, grande, teint d'un jaune pâle, yeux bleus, irritable, chlorotique, à un très-haut degré, et affectée d'accidents nerveux pendant quelque temps avant la puberté, porte des traces d'une affection rachitique et scrofuleuse; il n'y a pas encore tout à fait un an qu'elle est mariée, son mari lui a communiqué une blennorrhagie syphilitique dont elle n'est pas plus tôt guérie qu'elle devient enceinte. Avortement vers la fin du deuxième mois de la grossesse, suivi d'une forte hémorrhagie à laquelle succède un écoulement abondant, jaune et fétide. Le onzième jour après sa fausse couche, s'étant refroidie, des symptômes de métrite se manifestent : on les combat avec succès; mais ils laissent un mouvement fébrile, des douleurs dans la région hypogastrique et dans la région sacrée. La malade perd assez abondamment par le vagin un liquide purulo-sanguinolent qui irrite les parties externes. Un mois après l'avortement, métrorrhagie accompagnée de douleurs expulsives que l'on prend pour les règles. Le sang qu'elle perd est mêlé de caillots noirs : miction libre, défécation difficile ; l'introduction de la canule dans le rectum cause de la douleur. Le docteur Schmitt est appelé en consultation, six jours après le début de cette hémorrhagie. Le col utérin était situé contre l'arcade pubienne, dirigé à gauche, gonflé de consistance spongieuse, ne pouvant être circonscrit par le doigt; le corps de la matrice se trouvait en contact immédiat avec la paroi postérieure de la cavité pelvienne, son volume dépassait l'état normal; elle était dure, immobile, sensible à la pression. La région hypogastrique était encore plus sensible à la pression que l'utérus; il n'y avait point de ballonnement. Il était évident que l'utérus était sous l'influence d'une métamorphose morbide qui constituait la maladie principale, tandis que la rétroversion n'en était qu'une conséquence. Il était moins facile de savoir si cette modification morbide reconnaissait pour cause l'inflammation antérieure, ou la syphilis qui aurait pu être incomplétement guérie. On prescrivit des bains tièdes, des lavements émollients, des cataplasmes du même genre, le coucher horizontal sur le côté, position dans laquelle la malade se sentait soulagée, bien que dans cet état il lui fût impossible d'étendre les membres inférieurs sans éprouver un sentiment de tension douloureuse dans l'hypogastre. La malade éprouve du mieux sous l'influence de ce traitement. On lui prescrivit le calomel à la dose d'un demi-grain, une fois, et successivement deux fois par jour. Le mieux fait des progrès en ce que les symptômes morbides externes diminuent de plus en plus ; mais l'utérus a augmenté de volume, et la rétroversion est encore plus considérable; le toucher cause de la douleur. On continue le même traitement; la malade se tient constamment sur le côté; une amélioration très-prononcée se manifeste.

Le mucus vaginal prend le caractère séreux et gluant qu'on lui connaît à la fin d'une blennorrhagie. Les selles ont un aspect terreux et visqueux, mais sont plus faciles ; l'urine est abondante. Quelque temps après, le sentiment de pesanteur dans la région hypogastrique cesse presque tout à coup ; mais la douleur dans les flancs persiste, bien qu'elle soit moins forte. L'engorgement et l'inclinaison de la matrice sont bien moindres; elle a repris sa consistance normale, à l'exception de deux espèces de noyaux que l'on rencontre à la face postérieure de sa portion vaginale qui sont durs et sensibles au toucher.

Les règles paraissent et durent un peu plus longtemps qu'en santé. La malade éprouve de fortes douleurs sur le trajet des ligaments ronds ; les règles sont suivies de l'écoulement d'un liquide muqueux, où l'on aperçoit plusieurs petits lambeaux membraneux, blanchâtres, en état de décomposition: serait-ce le détritus d'une fausse membrane qui se serait formée pendant la métrite? La malade se plaint d'une forte douleur frontale, et d'avoir la vue trouble depuis deux jours. Tant que cette céphalalgie dura, il n'y eut point de douleurs dans la région pelvienne.

On touche, et l'on trouve l'utérus normal, quant à la forme, au volume et à la consistance. Une salivation commençante fit discontinuer l'usage du calomel, ce qui peut être une faute. Après cela, la malade se sent tantôt bien, tantôt mal; mais enfin, le mieux l'emporta, puisque la malade put quitter son lit, reprendre ses forces et un air de santé. Il n'y avait plus d'écoulement, les douleurs hypogastriques étaient rares, les règles venaient régulièrement, à l'exception d'un léger retard; il n'y avait presque plus d'inclinaison. Le traitement qu'on lui prescrivit consista, selon les circonstances, en purgatifs doux, lavements, bains tièdes et injections. Les accidents nerveux furent combattus par la valériane et le musc. Le médicament dont on se servit le plus souvent fut le calomel, qui, à cause de la constitution lymphatique et nerveuse de la malade, lui convenait parfaitement. On lui fit, à différentes époques, trois applications de douze sangsues à l'hypogastre, pour combattre les douleurs qu'elle y éprouvait. Après avoir passé la fin de l'automne et tout l'hiver, tantôt au lit, tantôt dans sa chambre, la malade put, au mois d'avril, sortir un peu en voiture. La guérison cependant n'était pas complète : les anciennes douleurs abdominales se réveillent de temps en temps, dans le côté gauche en particulier; elles s'étendent sur le trajet des ligaments ronds; les glandes inguinales se gonflent, le membre inférieur devient douloureux. La station s'accompagne d'un sentiment de pesanteur vers l'anus, et de tension dans l'hypogastre. Elle se plaint d'une faiblesse extraordinaire dans les jambes. La matrice est toujours sensible en arrière. Cependant, l'état maladif qui persiste ne peut être uniquement attribué à la légère inclinaison que conserve l'utérus. La malade passe l'été sans en retirer de bénéfice. Elle se plaint d'un écoulement muqueux jaunâtre; les règles retardent de plus en plus. On lui fait prendre des bains sulfureux qui paraissent avoir aggravé le mal. On finit parsoupçonner la véritable cause du mal, la syphilis; on eut recours aux onctions. Tous les accidents tant locaux que généraux disparurent rapidement.

Le docteur Schmitt dit avoir déjà observé un cas tout à fait analogue, où le calomel, administré pendant un mois, guérit une rétroversion incomplète qui reconnaissait pour cause une affection syphilitique. (Guillaume-Joseph Schmitt; Vienne, 1820.)

2° Dans d'autres circonstances il semble qu'un engorgement sanguin soit le point de départ de tous les accidents, comme le prouve l'observation suivante.

OBSERVATION XIV.

Rétroversion causée par la suppression des règles.

(1re obs.) Le 26 novembre 1812, le docteur S... est appelé près d'un femme grande, grêle, maigre et délicate, âgée d'environ trente ans. Seize ans auparavant, elle était accouchée, au huitième mois de sa grossesse, d'un enfant mort. Elle n'était point redevenue enceinte depuis. Menstrues régulières jusqu'au début de maladie actuelle, que l'on fait remonter à cinq mois, et que l'on attribue au froid qui avait soudainement arrêté l'écoulement des règles, et occasionné des crampes douloureuses d'estomac et d'intéstins; une constipation qui dura huit jours, et qui s'accompagna de ballonnement de l'hypogastre, de nausées, de vomissements, de fièvre, etc. On fit prendre à la malade des bains, du calomel, et un grand nombre de lavements. Avant qu'ils eussent amené des selles, et ce ne fut que le treizième qui y réussit, la malade était tourmentée de fréquents accès de ténesme, pendant lesquels l'anus s'ouvrait largement, et expulsait une quantité considérable de mucus gluant semblable à du blanc d'œuf. Schweighauser met l'expulsion de ce mucus au nombre des signes caractéristiques de cette maladie, et y attache une grande valeur séméiotique. Schmitt fait remarquer qu'il ne faut pas y attacher une valeur trop absolue, puisqu'on le rencontre dans d'autres affections.

Bien que l'intestin eût été abondamment évacué, il n'en résulta que peu de soulagement, même momentané. La constipation revint plusieurs fois; on la combattit par des lavements salins, qui, à la fin, rendirent le ventre douloureux, tendu. La malade était agitée; il y avait insomnie, etc. La défécation et la miction n'avaient pas lieu tout à fait sans douleur; l'urine était rouge, peu abondante, et riche en dépôt briqueté. Peu avant que le docteur Schmitt fût appelé, les règles avaient paru pour cesser de suite. Ce furent ces symptômes qui portèrent le médecin à soupçonner un déplacement de l'utérus.

Le docteur Schmitt trouva (le 26 novembre 1812) le ventre tendu, sans être dur, insensible à la pression, excepté dans les flancs, où la malade éprouvait, principalement dans le flanc gauche, un sentiment de pesanteur, de tension douloureuse qui s'étendait jusque dans le bassin, et quelquefois semblait suivre, dans la région pubienne, le trajet des ligaments larges; mais dont la direction la plus ordinaire était vers l'anus. Ce sentiment de pesanteur s'accompagnait fréquemment du besoin d'aller à la selle, et persistait même après que la malade avait satisfait à ce besoin, ce qui donnait lieu à l'expulsion d'une quantité considérable de mucus. Le pouls était fébrile; il y avait une légère exacerbation chaque soir. On reconnut par le toucher qu'une masse sphérique, de consistance charnue, lisse, remplissait, principalement en arrière, la cavité du bassin. L'extrémité inférieure de cette masse était un peu aplatie, et descendait si bas qu'on pouvait l'apercevoir en ouvrant la vulve. On ne put trouver le col de l'utérus qu'en portant le doigt aussi haut que possible derrière le pubis, où il se trouvait situé un peu à gauche de la symphyse. En explorant par l'anus, on trouva un corps globuleux, lisse, charnu, qui ne permettait qu'avec difficulté, et cela du côté droit, d'aller plus loin.

Le diagnostic ne pouvait être douteux, c'était à une rétroversion complète de l'utérus que l'on avait affaire; d'ailleurs tous les symptômes de la maladie étaient là. En y regardant avec attention, le docteur Schmidt s'aperçut que les cylindres excrémentitiels étaient aplatis; il ne crut pas devoir tenter la réduction, parce que le plus léger attouchement, la plus légère pression exercée sur l'utérus, qui paraissait avoir contracté des adhérences avec le bassin, causaient de vives douleurs. Le mode de traitement suivant, qui lui avait réussi dans des cas analogues, fut adopté. Il recommanda à sa malade de se tenir constamment couchée sur le côté, le bassin un peu plus élevé que le reste du tronc, et un peu fléchi sur ce dernier; de se coucher sur le ventre aussi souvent et aussi longtemps qu'elle le pourrait, et d'éviter de se tenir sur le dos. Un bain tiède tous les jours, émulsions huileuses en lavement et en injections portées sur la partie malade au moyen d'un long tube en gomme élastique; mais avant tout, comme la vessie était distendue par une grande quantié d'urine, le docteur Schmitt introduisit deux doigts dans le vagin, les plaça entre le pubis et le col de la matrice, qu'il poussa en arrière. Cette manœuvre permit à la malade d'uriner abondamment, et lui procura un soulagement considérable.

Après que l'on eut fait usage pendant quelques jours de ces moyens, les accidents commencèrent à diminuer, le mouvement fébrile cessa, les nuits devinrent plus tranquilles, etc.

On essaya alors, en introduisant deux, puis trois doigts dans le vagin, de faire quelques légères tentatives de réduction, qui, bien que l'utérus fut plus mou, moins sensible, ne produisirent que peu d'effet. Ces tentatives furent journellement répétées; mais l'auteur confesse qu'elles ne servirent pas à grand chose. Il remarqua qu'à mesure que la matrice redevenait plus molle, elle perdait de sa sensibilité et de son volume. Les autres moyens furent continués avec persévérance. Les selles et l'urine étaient rendues assez librement, et la dernière quelquefois en plus grande quantité qu'en santé. L'état de la malade s'améliorait de jour en jour; le sommeil et l'appétit commençaient à revenir peu à peu; on s'assura qu'à mesure que le fond de l'utérus s'éloignait du périnée, son orifice s'éloignait de l'arcade pubienne, et devenait de plus en plus facile à atteindre. Peu après, les règles parurent, ce qui fut considéré comme d'un heureux augure; les craintes que l'on avait que, comme cela était déjà arrivé plusieurs fois, elles ne cessassent trop tôt, furent vaines; elles continuèrent comme en santé, faiblement d'abord, puis abondamment, sans douleur, ou du moins sans accident. Le sang était de bonne nature, ne contenait pas de caillots; la malade s'en trouva très-bien; les nuits devinrent paisibles, le sommeil bon, et elle mangea avec beaucoup d'appétit. Il va sans dire que pendant les règles, on s'abstint de toute tentative de réduction, et que les bains furent discontinués; on se contenta de faire de temps à autre quelques explorations au moyen desquels on acquit la conviction que l'utérus revenait de plus en plus, sous tous les rapports, à l'état normal. Après que les menstrues eurent coulé assez abondamment pendant huit jours, sans interruption, elles cessèrent tout à fait, et la réduction se trouva alors complète.

Lorsque le 13 décembre il revit la malade, qu'il trouva hors de son lit, se disant tout à fait bien, il s'assura par le toucher que l'utérus avait, à très-peu de chose près, son volume normal, et était bien en place, seulement un peu plus bas que dans l'état ordinaire. Il conseilla le repos sur le côté, de ne pas se tenir longtemps debout, des injections avec beaucoup de sauge et les espèces aromatiques, un bandage en T: il ne survint point d'accident. (Guillaume-Joseph Schmitt; Vienne, 1820.)

Grossesse. — L'état de grossesse peut aussi déterminer seule la rétroversion par l'exagération de l'inclinaison normale de l'utérus du troisième au quatrième mois. Nous avons expliqué de quelle manière cela pouvait avoir lieu à propos du mécanisme (page 21). Ordinairement, dans ces cas particuliers, l'abaissement se fait d'une manière progressive, comme le prouve l'observation suivante.

OBSERVATION XV.

Rétroversion de l'utérus à trois mois de grossesse.

Une blanchisseuse, rue Gentil, d'un tempérament robuste et sanguin, était enceinte pour la première fois de trois mois et demi environ, lorsqu'elle éprouva d'abord, pendant une huitaine de jours et à différentes fois, quelques difficultés d'uriner, accompagnées de douleurs et de picotements à la vulve (sans doute au méat urinaire) qui se changèrent bientôt en une rétention d'urine, pour laquelle elle souffrait depuis plus de vingt-quatre heures, lorsqu'elle me fit appeler; il était huit heures du soir. La rétention n'était pas complète, car de temps en temps il s'écoulait quelque peu d'urine, comme par regorgement. La région hypogastrique était élevée et sensible, l'on y sentait la vessie volumineuse qui s'étendait fort haut.

Le plus pressant secours me parut être le cathétérisme; je le proposai, on le rejetta; je me bornai donc, pour le moment, à une ample saignée et aux fomentations sur le bas-ventre, et même sur les parties extérieures de la génération, à cause de l'irrita tion insupportable (espèce d'épreinte vésicale) qu'elle y ressentait. Ses maux, disait-elle, ne provenaient que d'un grand échauffement, car elle ne pouvait non plus aller à la selle. La malade souffrait, dans quelque position qu'elle se mît, surtout si elle observait celle que je lui avais recommandée (couchée sur le dos, quoique les cuisses fléchies); le mal des reins, des hanches, se faisait vivement sentir; il y avait aussi des tiraillements aux aines, etc. Deux heures après, elle était dans le même état; l'appréhension de la nuit fit qu'elle permit l'usage de la sonde; mais à peine fut-elle dans l'urèthre, que je rencontrai un obstacle qui m'empêcha de pénétrer plus avant. J'introduisis deux doigts dans le vagin, et je découvris d'où provenaient cette résistance inattendue, et tous les maux qu'endurait cette femme. C'était le museau de la matrice qui, se portant au bas de la symphyse du pubis, et appuyant fortement contre l'urèthre à sa naissance, s'opposait totalement à la sortie des urines, si ce n'est que, se déplaçant peut-être quelquefois par la variation des attitudes de la malade, il en permettait quelque peu l'issue. La paroi postérieure et le fond de cet organe arc-boutaient d'autre part contre le rectum, et semblaient s'y être creusé une place; car au-dessous je sentis des matières amassées; et la difficulté que j'eus à relever cette portion de l'utérus me fit croire qu'il y en avait aussi au dessus. Par cette première tentative, j'éloignai assez le corps de la matrice de la vessie pour pouvoir y faire pénétrer la sonde, et je tirai près de deux pots d'urine. Cette femme avait les voies utérines fort amples; il me fut aisé d'atteindre le fond de la matrice renversée en arrière, en côtoyant la paroi postérieure du vagin; puis je le soulevai doucement, en ramenant à proportion son museau vers le milieu du bassin : de cette manière j'opérai le redressement de ce viscère, et ce ne fut pas sans peine. Je fis mettre, pour la nuit, la malade sur le côté, les genoux pliés, et le tronc pour ainsi dire fléchi sur les cuisses. Le lendemain, je plaçai un pessaire qui ne retarda pas à devenir inutile : sa grossesse est venue à terme (son accouchement fut pénible et laborieux, je fus obligé de retourner l'enfant, et M. Bonnefoy, confrère très-instruit, voulut bien m'aider en cette circonstance). Cette femme a depuis fait un autre enfant, il ne s'est rien passé de semblable pendant qu'elle l'a porté, et elle n'a éprouvé aucune incommodité. Elle prétend que son indisposition est venue pour avoir porté sous un bras un chaudron très-lourd rempli de linges mouillés, et l'avoir appuyé fortement sur son ventre, en voulant le passer sous l'autre bras; qu'à cette époque elle s'aperçut d'un dérangement dans son corps; que ses mouvement en devinrent gênés, et qu'elle commença à éprouver quelques difficultés à uriner (*Journal de médecine*, t. LIX, 1783, Desgranges).

C'est ordinairement de trois mois et demi à quatre mois que ce renversement s'opère, quoique cependant Smellie rapporte avoir observé une rétroversion à cinq mois, ainsi qu'il le rapporte dans son deuxième volume d'accouchement, page 150.

OBSERVATION XVI.

Rétroversion de l'utérus à cinq mois de grossesse.

J'ai été appelé depuis peu auprès d'une femme au cinquième mois de sa grossesse, chez laquelle j'ai trouvé le fond de la matrice abaissé en arrière vers la partie inférieure du vagin, l'orifice de la matrice en avant et intérieurement au-dessus de l'aine droite. Le col et la partie inférieure étaient si comprimés, que la malade avait été plusieurs jours sans pouvoir uriner. La vessie remontait jusqu'au scorbiculum cordis, et on y sentait une fluctuation semblable à celle de l'ascite. J'eus recours au cathéter mâle, parce que le cathéter femelle aurait été trop court, et par ce moyen je vins à bout d'évacuer une grande quantité d'urine, de manière que le bas-ventre se détendit considérablement. Le lendemain, après une pareille opération, elle fit une fausse couche, au moyen de quoi cette suppression n'eut plus de suite; mais elle avait beaucoup dépéri faute de nourriture; elle mourut trois jours après (Obs. 2, p. 149 du t. II du *Traité des accouchements* de Smellie).

Bartlett dit l'avoir encore observé plus tard à sept mois (*Bibliothèque médicale*, tome LXXVI, p. 123); enfin, Merriman dit l'avoir rencontré au terme de la grossesse. Il est probable que l'auteur a confondu cette maladie avec une obliquité de l'utérus, caractérisée par madame Boivin d'obliquité sus-pubienne ou d'obliquité postérieure du fœtus.

OBSERVATION XVII.

Rétroversion de l'utérus à sept mois de grossesse.
(Par William Bartlett.)

Madame E. S., âgée de vingt-neuf ans environ, d'une constitution délicate, molle, au septième mois de sa grossesse, fut prise, le 8 août, de fréquentes envies d'uriner et d'aller à la selle; mais elle n'urinait qu'avec difficulté : sentiment de faiblesse et de malaise qui n'empêche cependant pas la malade de vaquer à ses occupations habituelles. Après cinq ou six heures de souffrances, et tandis qu'elle marchait dans sa chambre, il lui sembla tout à coup *qu'elle avait perdu son ventre* (expression de la malade). Cette sensation fut aussitôt suivie de la suppression d'urine, de douleurs dans les lombes, l'abdomen, les aines, surtout dans la gauche, que madame E. S. prit pour les premières douleurs de l'enfantement. En pratiquant le toucher, M. Bartlett vit son doigt arrêté, dès qu'il eut franchi la vulve, par une tumeur conique, et, en cherchant l'orifice de l'utérus, il sentit distinctement, à travers les parois de ce viscère, les pieds du fœtus, dont les talons étaient tournés vers les parties internes de la génération. Le doigt passait facilement entre la tumeur et le pubis sans pouvoir atteindre le museau de tanche, et vers le sacrum il éprouvait de la résistance de la partie postérieure du vagin. La portion de la tumeur qui était comprimée par le sacrum était irrégulière, et faisait éprouver au doigt la sorte de chevauchement que présentent souvent les pariétaux dans la dernière période du travail. Outre les symptômes déjà notés, anxiété de la face, pouls vif et irritable, peau chaude, céphalalgie, nausées; l'abdomen, au-dessus du pubis, était sensible au toucher, mais mou et flasque, et ne ressemblait en rien à l'abdomen d'une femme arrivée au septième mois de sa grossesse. Au moyen de la sonde, émission de plus de 2 pintes d'urine de couleur de paille; lavement émollient, mucilages salins avec teinture d'opium : on recommande le repos le plus absolu.

Le 9, aggravation des symptômes : peau plus chaude, pouls petit, tendu, 110 pulsations par minute; augmentation de la sensibilité de l'abdomen, douleurs des lombes au même degré, nausées, vomissements fréquents, céphalalgie, soif intense, rétention d'urine. (Saignée du bras de 12 onces, potion anti-émétique, lavements émollients, fomentation avec la décoction de tête de pavot; on sonde la malade.) Le soir, diminution de la céphalalgie et de la chaleur de la peau; vomissements moins fréquents.

Le 10, peau chaude, soif intense, vive céphalalgie, délire la nuit dernière, pouls plein. (Saignée du bras.) Après avoir sondé la malade, M. Bartlett essaye de replacer l'utérus, et introduit, à cet effet, un doigt dans l'anus et un autre dans le vagin; mais la portion postérieure de la tumeur formée par la matrice est tellement enclavée dans le bassin qu'il ne peut la dégager. Abandonnant alors le procédé de Grégoire, il introduit, à l'exemple de Baudelocque, la main dans le vagin, et, après une ou deux pressions de quelques minutes, il réussit à opérer la réduction complète; un doigt porté dans le vagin rencontra facilement le museau de tanche. Aussitôt la réduction opérée, les vomissements cessèrent, la céphalalgie et la fièvre se calmèrent; mais la sensibilité générale de l'abdomen continua encore deux ou trois jours. Au bout de quelques jours, madame E. S., ennuyée de garder le lit, se leva, et une nouvelle rétroversion eut lieu le 18 du même mois; mais M. Bartlett y remédia avec facilité, et la malade observa le repos avec plus de docilité. Il lui conseilla de se tenir une fois ou deux par jour sur les coudes et les genoux, et de garder cette position le plus longtemps possible; elle se rétablit parfaitement, et accoucha, après un travail fatigant de dix ou douze heures, d'un enfant à terme qui présentait la face tournée vers la symphyse du pubis de la mère.

Ligaments.—Enfin, les ligaments peuvent être très-relâchés, comme cela arrive surtout à la suite de nombreux accouchements; car un très-grand nombre de rétroversions surviennent chez des femmes qui ont eu trois, quatre, dix, treize enfants, comme j'en ai rapporté déjà plusieurs observations. L'utérus, dans ce cas, se trouve ballant au milieu de l'excavation, et la plus légère cause inappréciable même au malade peut le faire basculer.

L'observation suivante en présente une des variétés les plus remarquables; car il y eut alternativement *rétroversion*, *antéversion*, et enfin *rétroversion guérie*.

OBSERVATION XVIII.

Rétroversion, *antéversion*.

(4e obs.) La princesse D., dame russe, délicate, petite, maigre, extrêmement sensible, d'une constitution délicate, âgée d'environ trente ans, et mère de plusieurs enfants, devint enceinte il y a deux ans, et accoucha d'une môle. Pendant sa grossesse, elle éprouva de fréquentes envies d'uriner qui persistèrent après l'accouchement, et devinrent si fréquentes qu'il y avait des nuits où elle prenait une cinquantaine de fois le vase de nuit. Elle éprouvait en même temps, dans la région pelvienne, un sentiment douloureux: cette douleur était plus forte vers la symphyse du pubis, et diminuait par la pression que la malade exerçait de temps à autre elle-même en cet endroit. La digestion se faisait mal, et il y avait peu d'appétit. Elle était assujettie à un écoulement muqueux par le vagin. On avait eu recours à des bains de différentes espèces; les ferrugineux avaient paru lui convenir, les sulfureux n'étaient point supportés. Les règles allaient bien; les selles étaient très-petites et difficiles.

Le docteur Schmitt toucha cette malade le 10 octobre 1811, et trouva une *rétroversion complète de l'utérus*. Le corps de la matrice paraissait un peu dur, sensible au toucher; le fonds se trouvait en contact avec le rectum, et l'orifice en était situé si haut sous l'arcade pubienne, que ce ne fut qu'avec difficulté que le doigt put atteindre la lèvre antérieure. On fit à plusieurs reprises des tentatives de réduction en introduisant deux doigts dans le vagin, qui ne produisirent que peu ou point de résultat. Le coucher en pronation fut recommandé autant que possible : toutes les fois que cette position deviendrait fatigante, la malade devait se tenir couchée sur le côté, avec le bassin un peu plus élevé que le reste du tronc. On prescrivit des injections astringentes faites avec des substances végétales, l'introduction dans le vagin d'une éponge imbibée du liquide qui devait servir aux injections; la liberté du ventre fut entretenue au moyen de lavements.

Tout s'améliorait, et l'on prévoyait déjà une fin heureuse et prompte à cette maladie, lorsque, en novembre, la princesse s'enrhuma, et se donna probablement quelque fatigue à l'occasion d'une grande fête. Il se manifesta une forte douleur vers la région pubienne, dans le bas-ventre, aux lombes, mais principalement vers les reins et sur le trajet des uretères. L'urine coula en petite quantité d'abord et avec douleur, puis s'arrêta presque entièrement. Elle était trouble, rougeâtre, devint bientôt pimenteuse, et donnait par dépôt un sédiment abondant, muqueux et briqueté. Le docteur Schmitt, ayant touché sa malade, fut très-surpris de trouver que *non-seulement la rétroversion n'existât pas, mais qu'il y eût plutôt une espèce d'antéversion ;* car le col de l'utérus était tellement porté en arrière qu'il se trouvait en contact avec le rectum. L'utérus, le col surtout, parut plus volumineux que dans l'état normal. Le toucher ne causa aucune douleur. L'urèthre seul conservait un peu de sensibilité; cependant il n'offrait rien de particulier. La leucorrhée avait complétement disparu; ce qui fit soupçonner que l'usage des injections astringentes avait probablement déplacé le mal, en le transportant de l'appareil génital à l'appareil uropoiétique. On prescrivit des boissons mucilagineuses, des émulsions huileuses en injections et en lavements, des bains tièdes. Ces moyens firent disparaître peu à peu les accidents. L'urine revint tantôt claire, tantôt rouble. On prescrivit l'uva ursi, qui augmenta considérablement la sécrétion de l'urine, et cela au grand soulagement de la malade; plus tard on administra des pilules composées d'extrait d'aconit, d'antimoine diaphorétique, et d'un peu de musc : elles produisirent un bon effet. Il ne resta à la malade que son ancienne douleur dans la région pubienne, et une dysurie plus ou moins sensible. On soupçonna la présence d'une pierre dans la vessie : appelé à sonder la malade, le docteur Schmitt n'y trouva rien. Injections dans le vagin avec une décoction de racine de guimauve, de camomille et de jusquiame. La malade se trouve mieux.

Les choses allaient ainsi, à l'exception de la sensibilité de l'urèthre, qui disparut peu à peu, jusqu'au mois de mars 1812, époque à laquelle on trouva que l'utérus avait fait des progrès considérables vers son état normal; seulement le col parut encore un peu dur. La leucorrhée n'était pas revenue, les règles coulaient régulièrement; la princesse ne se plaignait plus de sa dysurie, qui revenait encore faiblement de temps à autre. (Bains sulfureux de Bade, près de Vienne). La malade s'en trouva tout à fait bien; mais comme elle ne prit que peu de bains, il est probable que la distraction eut sa part dans les bons effets qu'elle éprouva de ce séjour.

A la suite de quelques émotions vives, ses règles coulent avec une abondance extraordinaire; sa dysurie se rétablit; elle éprouve un sentiment insupportable à l'intérieur du bassin, d'où elle conclut que la rétroversion est revenue. Cette pensée lui cause tant d'inquiétude qu'elle part immédiatement pour Vienne.

L'utérus était considérablement incliné en arrière; il y avait un peu d'engorgement au corps de la matrice seulement, point de sensibilité. On essaya à l'instant même la réduction, mais, comme à l'ordinaire, sans succès. Du reste, tout allait bien. On se contente de recommander à la malade le repos, de se tenir couchée sur le côté. Le docteur Schmitt introduit dans le vagin deux doigts, qui impriment au col de l'utérus, à plusieurs reprises, un mouvement d'avant en arrière. Cette manœuvre n'ayant causé aucune douleur, l'auteur songea à se servir d'un moyen mécanique pour arriver au résultat qu'il cherchait à obtenir. Il fit immédiatement faire quelques injections dans le vagin avec une décoction de jusquiame, afin d'en diminuer la sensibilité, aussi bien que celle des parties voisines : il tailla un morceau d'éponge fine en forme de cylindre, qu'il entoura d'un fil dont il laissa pendre une certaine longueur ; il imbiba le tout d'huile, et, le jour suivant, il introduisit ce cylindre dans le vagin, le plaça transversalement entre le col de l'utérus et l'arcade pubienne. La portion de fil restée libre en dehors du vagin devait servir à en retirer cette espèce de pessaire. La malade se sentit immédiatement soulagée de la sensation pénible qu'elle éprouvait dans la région pelvienne et vers le col de la vessie. Elle urina avec plus de facilité et moins souvent; et l'éponge elle-même ne lui causa pas la moindre douleur. Après plusieurs jours de l'emploi de ce moyen, le mieux était très-sensible. Il était évident que le col de l'utérus tendait à s'éloigner de l'urèthre, et son fond à se relever. Ces circonstances firent songer à faire l'essai d'un pessaire. On choisit celui de Levret, que le docteur Schmitt préféra à tous ceux qui avaient été inventés depuis. En le mettant en place, il eut soin de faire entrer autant que possible le col de l'utérus dans l'ouverture du pessaire. Le résultat que l'on obtint de ce moyen fut l'élévation de la matrice, qui se trouva soutenue d'une manière égale, l'émission plus facile de l'urine ; enfin la malade put sans inconvénient se donner quelque mouvement. Cependant, peu de temps après, elle donna la préférence à l'éponge qu'elle mettait et ôtait elle-même avec facilité. L'orifice de l'utérus conserva sa place par rapport à l'axe du vagin, mais la matrice conserva une courbure telle, que la *partie supérieure de l'utérus se trouvait de niveau avec son orifice.*

Le docteur Schmitt essaya de remédier à cet état morbide qui pouvait devenir habituel ; mais tous ses efforts manuels furent intiles. Après avoir ainsi tenté la réduction, en introduisant les doigts, en même temps ou séparément, dans le vagin ou dans l'anus, en faisant prendre à la malade diverses positions, il se contenta de la faire tenir couchée sur le côté, de lui faire conserver son éponge, et de lui prescrire des lavements pour entretenir la liberté du ventre et éviter ainsi les efforts.

Peu de temps après, la princesse l'envoya chercher, parce qu'elle se sentait débarrassée de tout sentiment pénible : il toucha, et trouva tout rentré dans l'état normal. Il continua encore le coucher horizontal sur le côté, prescrivit des injections avec les espèces aromatiques, et spécialement avec la sauge. Il toucha de nouveau quelques jours après, et trouva l'utérus plutôt incliné en avant qu'en arrière. L'antéversion n'eut pas lieu cependant. La guérison se soutenait encore plusieurs mois après.

L'auteur conclût en disant, 1° qu'il ne se serait pas permis un si grand nombre d'efforts manuels si les organes n'y eussent paru indifférents ; 2° que la guérison eut lieu spontanément dès que la malade put prendre sur elle d'observer pendant un temps convenable le repos et le coucher latéro-horizontal. (Guillaume-Joseph Schmitt; Vienne, 1820.)

Un des cas dans lesquels le relâchement des ligaments doit être considérable est celui où l'utérus, venant de déposer le produit de la conception, est revenu sur lui-même : tout semble faire supposer qu'alors les ligaments n'obéissent qu'à une action organique et lente, comparée à celle de l'utérus, qui se fait sous l'influence de l'action tonique de la contraction musculaire, et qu'alors l'organe doit facilement être entraîné dans la rétroversion; mais cela est très-rare, et je crois que l'observation suivante de M. Martin jeune est presque unique dans la science. Je ne sais pas qu'il y ait d'autres observations, si ce n'est celle de M. Vermandois, publiée postérieurement dans le *Journal de médecine* de Paris.

OBSERVATION XIX.

Rétroversion de l'utérus six jours après l'accouchement.

La femme Cumin, du faubourg de la Guillotière, accoucha heureusement le 5 janvier 1804. Les suites de couches furent régulières jusqu'au sixième jour. La chute d'un de ses enfants en bas âge, qui jouait près d'elle sur son lit, lui ayant fait faire un mouvement brusque pour le retenir, elle ressentit aussitôt des douleurs dans le bas-ventre, qui furent suivies de difficultés d'uriner et de météorisme abdominal; les lochies diminuèrent et les seins se flétrirent. Des fomentations émollientes parurent calmer ces accidents; mais bientôt ils revinrent avec plus d'intensité : les urines et les selles furent entièrement supprimées. Madame Toutant, sage-femme de ce faubourg, judicieuse et instruite, soupçonna un déplacement de matrice, ce qui l'engagea à pratiquer le toucher. Ayant trouvé le vagin rempli par une tumeur, elle me fit aussitôt appeler.

Voici ce que j'observai au huitième jour de l'accident : météorisme très-douloureux du ventre; lochies peu abondantes, mélangées avec des glaires sanguinolentes qui s'échappaient du rectum; suppression absolue des selles et de l'urine; tumeur du volume de la tête d'un enfant, douloureuse au toucher, remplissant la cavité du vagin, et refoulant la paroi postérieure de ce conduit du côté de la vulve, de manière à former au devant du rectum une saillie qu'on aurait pu prendre pour un vice de conformation. Ne connaissant pas d'exemples de rétroversion de matrice après l'accouchement, j'aurais peut-être méconnu cet accident, si, dans mes recherches pour trouver le col utérin, je ne l'eusse rencontré derrière et presque au-dessous du pubis, tendant, par cette position vicieuse, la paroi antérieure du vagin et formant sur les côtés deux espèces de brides qui partaient de la partie inférieure de la vulve. Il était impossible de ne pas reconnaître la rétroversion de la matrice, et il était évident que le seul moyen de faire cesser les accidents qu'éprouvait la malade consistait dans la réduction de cet organe.

L'évacuation de l'urine par la sonde était la première indication à remplir ; mais comme je n'avais pas cet instrument sur moi, je fis quelques tentatives inutiles. Je m'aperçus qu'en abaissant le col de l'utérus avec un doigt introduit dans son orifice, tandis qu'avec deux doigts de l'autre main, portés dans le rectum, je soulevais le fond de la matrice, je facilitais l'écoulement des lochies, retenues par cette position contre nature, et qu'en même temps l'urine s'écoulait. Je répétai plusieurs fois cette manœuvre, espérant qu'en dégorgeant la matrice et en vidant une partie de l'urine contenue dans la vessie, je parviendrais à détruire la rétroversion ; mais la femme témoigna souffrir tant de douleurs, que je fus obligé de renvoyer l'opération au lendemain, ne pouvant revenir le soir dans le faubourg.

Pour calmer l'inflammation de l'utérus et des parties adjacentes, je prescrivis des fomentations émollientes sur le ventre et la vulve, des injections de même nature dans le vagin et le rectum. On plaça la femme de manière que le bassin fût plus élevé que le dos, la tête rapprochée de la poitrine, les jambes et les cuisses rélevées et fléchies du côté du ventre. J'engageai l'accoucheuse à baisser de temps en temps l'orifice de l'utérus avec un doigt porté dans le vagin, afin de favoriser l'écoulement des lochies et de l'urine. Je lui conseillai, si l'irritation diminuait dans la nuit, de placer la femme sur les genoux et sur les coudes, et d'aller dans cette position abaisser avec le doigt le col de la matrice, ce qui pourrait peut-être faire écouler une plus grande quantité d'urine, et aider le replacement de cet organe. Au premier essai de cette manœuvre, qui ne put durer longtemps, à cause de la faiblesse de cette femme, il s'écoula assez d'urine; à la seconde épreuve, il en sortit davantage et la douleur du ventre diminua beaucoup. Alors la sage-femme porta deux doigts au-dessous du fond de la matrice, qui se replaça sans beaucoup d'efforts dans sa position naturelle. Dès lors l'urine coula abondamment, le cours des selles fut rétabli par le moyen d'un lavement, les lochies reparurent, et l'accouchée n'éprouva plus qu'une faiblesse générale avec un petit mouvement fébrile, qui céda, ainsi que la faiblesse, à l'usage de l'extrait de quinquina étendu dans l'eau de mélisse.

Je ne connais aucun auteur qui ait parlé de la rétroversion de la matrice après l'accouchement. Cette observation m'a fait penser que le déplacement de l'utérus, dans cette circonstance, était moins rare qu'on ne le croyait, mais qu'il pouvait être confondu avec les accidents qui suivent quelquefois les couches. En effet, le volume que la matrice conserve dans les premiers jours de l'accouchement, sa pesanteur, le relâchement des ligaments qui l'assujettissent, la dilatation du vagin et des parties molles adjacentes, l'afflux des humeurs lymphatiques qui viennent les abreuver, doivent être considérés comme autant de circonstances favorables à ce déplacement; on pourrait même dire que la rétroversion de matrice doit alors s'opérer plus facilement que dans les premiers mois de la grossesse. L'observation prouvera peut-être plus tard qu'il en est ainsi ; toutefois, j'avoue franchement que, sans l'exploration qui fut faite, j'aurais méconnu la cause des accidents qui accompagnaient ce déplacement de l'utérus, et je les aurais probablement confondus avec ceux qui appartiennent aux péritonites qu'on observe après les couches. (Martin jeune, de Lyon.)

Quelques observations de J.-Guillaume Schmitt sont relatives à des rétroversions lentes de la matrice, consécutives à l'accouchement, ayant commencé six jours, par exemple, après la délivrance.

Chez les femmes qui se sont levées trop tôt à la suite de couches, il peut se former une rétroversion dépendant à la fois du relâchement des ligaments, et de plus du grand volume de l'utérus. Mais cela a lieu d'une manière lente, comme on le voit dans l'observation 5 de J.-Guillaume Schmitt.

Une femme qui faisait ses couches au moment où son mari était gravement malade, se leva le sixième jour. Bientôt, tension, tiraillement, comme par accès, augmentant par la position horizontale; douleurs, s'étendant dans les fosses iliaques vers le pubis, accompagnées d'un sentiment de pesanteur à l'anus, qui fut primitivement le point de départ de ses souffrances.

État pathologique. — Enfin, la rétroversion peut dépendre d'un vice de conformation ou d'une altération pathologique.

Lorsque la rétroversion est congénitale, elle s'allie ordinairement à un autre vice de conformation, l'extrophie de vessie. Ainsi, M. le professeur Moreau et M. Jacquemier ont observé à la maison d'accouchement une petite fille affectée d'extrophie, chez laquelle la paroi postérieure de la vessie, herniée dans l'écartement des pubis, entraînait avec elle la paroi antérieure du vagin; celle-ci soulevait à son tour le col de l'utérus dans le même sens, et déterminait une rétroversion congénitale complète.

Les altérations pathologiques du rectum, de la vessie, de l'ovaire, peuvent déterminer ainsi par leur volume, leur poids, leur position, des rétroversions plus ou moins complètes de l'utérus; je n'en citerai qu'un seul exemple, la rétroversion, dans ce cas, formant la maladie la moins importante.

OBSERVATION XX.

Rétroversion par la présence d'une tumeur dans le bassin.

Une femme mariée depuis quelques mois portait dans le ventre une tumeur qui s'étendait d'une fosse iliaque à l'autre, et s'élevait jusqu'au-dessus de l'ombilic; circonscrite, fluctuante et sans douleur, elle avait commencé à se développer dans la fosse iliaque gauche. En la touchant par le vagin, on distinguait son plancher à la partie supérieure droite de ce conduit, tandis qu'à gauche, dans un point très-resserré, on trouvait le col de la matrice mou et peu volumineux, dirigé en haut du côté du grand bassin. Cette femme fut présentée à une consultation de l'Hôtel-Dieu, où j'assistai le 30 mars 1815. Nous regardâmes unanimement cette tumeur comme enkystée, et le déplacement latéral de l'utérus comme l'effet de la pression exercée sur cet organe par la tumeur elle-même; cette femme n'éprouvait d'ailleurs aucun accident. (Martin jeune.)

INFLUENCE DE L'AGE.

Il n'est pas d'époque de la vie où les femmes ne soient exposées à la rétroversion, soit dans l'état de vacuité ou de grossesse.

L'observation de la rétroversion dans l'état de vacuité est bien postérieure à celle constatée dans l'état de grossesse. Autant que je puis l'affirmer d'après mes recherches, le premier cas remonte à 1791 ; il fut décrit par Willich, de Mulhouse, et consigné dans le tome V de la *Bibliothèque* de Richter, page 132.

On peut observer la rétroversion dans l'état de vacuité : à la naissance, sur les vierges; chez les femmes ayant eu ou non des enfants; et enfin, sur les femmes même avancées en âge.

La première observation de rétroversion à l'époque de la naissance paraît avoir été faite par mon collègue et compétiteur M. Jacquemier, qui l'a constatée sur une petite fille. Elle paraît se lier le plus souvent, dans ces cas, à une extrophie de vessie.

Sur les vierges, il a été observé pour la première fois par Schweighauser, de Strasbourg (1817). Mais un des exemples les mieux constatés est celui de M. Bazin (publié dans les *Annales de phys. et d'anat.*). Nous le donnerons comme exemple.

Les femmes non vierges, sans enfants, peuvent avoir une rétroversion (observation citée, t. XI). Les observations de ce genre ne manquent pas dans la science. Enfin, les femmes qui ont des enfants, et surtout en grand nombre, y sont plus exposées que d'autres. Depuis le moment où elles viennent d'accoucher (observ. 17, 18, citées; J.-G. Schmitt, observ. 9), jusqu'à la vieillesse la plus avancée; car M. Schweighauser, de Strasbourg, qui a observé 35 fois la rétroversion dans l'état de vacuité, l'a vue une fois sur une femme de soixante-quatorze ans.

La rétroversion dans l'état de vacuité est la plus fréquente de toutes; car en peu de temps on a recueilli plus de 150 faits.

La rétroversion chez les femmes enceintes est moins fréquente, mais les accidens très-graves qu'elle développe ont fixé plus tôt l'attention des chirurgiens: Kulme (1732), de Grégoire (1750), et plus tard Hunter, ont décrit cette maladie. L'époque à laquelle elle est la plus commune est de trois à quatre mois, bien que les observations que j'ai citées (16, 17) semblent montrer qu'elle puisse avoir lieu plus tard.

OBSERVATION XXI.

Rétroversion sur une femme vierge.

(26 janvier 1835) Mademoiselle P. A., âgée de trente-six ans, née à Maestricht de parents sains, a joui dans sa famille d'une position sociale avantageuse jusqu'en 1820; elle habite la maison royale de Saint-Denis comme institutrice depuis onze ans. Taille, 1 mètre 579 millimètres; elle ne présente aucun vice de conformation; sans maigreur ni embonpoint, yeux noirs, chevelure touffue et noire, peau brune, intelligence ordinaire, éducation soignée. A l'exception de la gale, elle n'a point eu de maladie éruptive; réglée de douze à treize ans, sans accidents; depuis ce temps elle a continué d'être réglée régulièrement et sans souffrance; perdait cinq à six jours modérément; pas de flueurs blanches, n'ayant pas eu d'habitudes secrètes; dit avoir joui d'une bonne santé. Cependant M. le docteur Bosch dit que de 1816 à 1820 elle a eu quelques dérangements des organes digestifs, dont l'irritabilité avait été entretenue par des purgatifs et des vomitifs.

Elle n'a jamais craché de sang; respiration toujours libre, pas de battements de cœur; l'auscultation et la percussion à plusieurs époques n'ont rien révélé. Il lui est souvent arrivé de perdre un peu de sang dans l'intervalle de ses règles, quand elle faisait une longue course à pied, excepté depuis trois ans, qu'elle mène une vie très-sédentaire à Saint-Denis. Ses règles ont diminué depuis dix mois; elles ne coulent qu'un ou deux jours. Elle ne perd qu'un peu de sang moins coloré; mais à leur approche, douleurs extrêmement vives. Depuis longtemps elle éprouve une sensation sourde dans le bas-ventre, et depuis huit mois élancements vers le sacrum et l'anus. Elle a souvent résisté plusieurs heures au besoin d'uriner; *mais depuis quelque temps*, il y a des jours où ce besoin se fait sentir de demi-heure en demi-heure; si elle n'y satisfait de suite, elle n'y réussit plus tard que difficilement et avec douleur. Depuis quelques mois, elle éprouve une espèce de tremblement interne, un sentiment pénible indéfinissable qui s'élève du bassin vers l'épigastre; dérangement de l'appétit, amaigrissement.

La malade s'oppose à l'examen des parties: supposant un engorgement utérin, je conseillai l'application de vingt sangsues aux grandes lèvres, trois ou quatre jours avant l'époque des règles; bains de siége, injections, lavements, régime doux. Ces moyens procurèrent quelque soulagement. En mai, je revis la malade, qui souffrait de nouveau; la dernière époque avait été très-pénible; je ne pus obtenir de toucher la malade. Je conseillai vingt sangsues sans résultat; la malade prit un bain de siége si chaud que, à son dire, il arrêta l'écoulement du sang. L'augmentation et la persistance de tous ces genres de douleur la déterminèrent à demander un congé; elle vint à Paris le 1er juin, où le toucher me fut permis, mais rendu impossible par l'étroitesse de la vulve : le doigt explorateur pénétra vers le milieu de la deuxième phalange, en causant de vives douleurs, jusque dans le vagin. Je recommandai les bains de siége, les émollients, espérant arriver le lendemain à l'utérus sans lésion des parties génitales. Au second toucher, on trouve, à 2 pouces et demi de l'entrée du vagin, un corps arrondi, lisse, assez dur, à peu près insensible à la pression, ayant environ 2 pouces et demi de diamètre, placé dans la concavité du sacrum à gauche, en contact avec le rectum. Dirigeant mon doigt en avant et en haut, derrière la symphyse pubienne, je trouvai un tubercule, arrondi de 6 lignes de diamètre, ne ressemblant pas à l'orifice de l'utérus ; je le supposais être le museau de tanche : il n'offrait aucune sensibilité, et était en contact avec le canal de l'urèthre. A en juger par la douleur du toucher, et la difficulté que j'avais éprouvée à atteindre l'organe dévié chez cette demoiselle, qui offrait tous les signes de la virginité, je crus à une rétroversion de la matrice. Il n'y avait rien qui prouvait d'une manière irréfragable que cette affection eût été observée chez une vierge ; c'est pourquoi, malgré ma répugnance à découvrir mademoiselle A., j'acceptai la proposition qui me fut faite par sa parente de l'examiner au spéculum. Je me servis d'un spéculum ani, et je trouvai dans cet instrument peu volumineux l'avantage de pouvoir facilement le promener dans les différentes parties du vagin, sans dilacérer la vulve, pour découvrir l'orifice utérin, la seule chose qui pût donner à mon diagnostic de la certitude : le succès fut complet. Le spéculum porté entre l'utérus et l'arcade pubienne, j'aperçus la face postérieure du col de la matrice ayant la forme d'un cône arrondi ; il me fut tout à fait impossible alors d'en apercevoir l'orifice. Le corps de la matrice avait à peu près le volume et occupait la position que je lui avais reconnue par le toucher ; l'utérus avait donc éprouvé une *rétroversion complète*. Traitement : Se tenir couchée sur le côté ; injections, bains, application de vingt sangsues à la vulve deux fois dans le mois, ventouses aux lombes trois fois, pilules purgatives. Amélioration à la fin du deuxième mois. La malade désirant être guérie de suite, connaissant les résultats heureux que MM. Marjolin et Hervez de Chegoin avaient obtenus de l'emploi d'un pessaire dans des cas analogues, je conseillai d'avoir recours à l'avis de ces messieurs, qui pensèrent qu'un pessaire était le seul moyen de guérison. La malade, soulagée d'abord, partit pour Maestricht. Une irritation violente du vagin nécessita l'extraction du pessaire ; tous les symptômes alarmants précédemment énumérés, accompagnés de syncope et d'amaigrissement général, se reproduisirent, et, le 9 novembre, la malade succomba.

RÉSUMÉ DES CAUSES.

Les causes qui déterminent la rétroversion dépendent de l'état des organes environnants ou de l'utérus. Celles des parties voisines sont l'ampleur et l'étroitesse du bassin, l'accumulation de l'urine ou des matières fécales dans leurs organes de dépôt. Enfin, la compression intestinale, augmentée par des violences sur les parois abdominales, ou par des efforts accidentels du diaphragme et des muscles de l'abdomen, dans un déploiement énergique de la force musculaire, ou d'une manière normale pour l'expulsion des matières fécales, des urines, ou des produits de la conception. De la part du vagin, cela doit résulter de son trop d'ampleur, dépendant de grossesses répétées ou d'un vice de conformation.

L'utérus peut être lui-même cause de sa rétroversion dans l'état de vacuité, par sa forme ou son augmentation de volume, par un engorgement inflammatoire ou vasculaire. Dans l'état de réplétion, cela a lieu par l'augmentation normale de son volume, à trois, cinq, sept mois ; Merriman dit même au terme de la grossesse. Plus ordinairement, le relâchement des ligaments mêmes de l'utérus est cause de la rétroversion, soit pendant la délivrance, quelques jours après l'accouchement, ou dans des temps très-éloignés de la parturition.

MARCHE ET SYMPTOMES.

La rétroversion peut se faire plus ou moins subitement, soit dans l'état de vacuité ou de grossesse.

Quand la rétroversion se fait d'une manière lente (voir plus haut *Mécanisme de la rétroversion*), sa cause est le plus ordinairement de nature organique dépendant d'un engorgement quelconque de l'utérus, ou de l'augmentation en volume des parties environnantes. Ainsi, Baudelocque rapporte, dans une note de son livre d'accouchement, qu'il fit observer à ses élèves une rétroversion de ce genre vers la fin de l'année 1795. Ce renversement ne fut complet qu'après trois ou quatre semaines, et à cette époque seulement la femme fut contrainte de se soumettre à la nécessité d'en faire la réduction.

Au contraire, dans d'autres circonstances, la rétroversion se fait complétement et en un instant; j'en ai déjà cité un exemple dans un cas de chute de la matrice (causes provenant de l'utérus); mais cela peut arriver sans ces conditions de relâchement.

OBSERVATION XXII.

Rétroversion complète et subite de la matrice.

Madame la marquise de ..., le lundi de Pâques, en 1784, eut une rétroversion de la matrice qui se fit complétement et en un instant. Il y eut, dès ce moment, impossibilité d'évacuer une seule goutte d'urine. Appelé une heure après, je trouvai cette dame dans l'attitude d'une femme qui est à l'instant d'accoucher. Elle se livrait involontairement aux plus grands efforts, et elle y était excitée autant par la présence d'un corps qui paraissait à l'entrée du vagin, de la largeur d'un petit écu, que par le besoin d'uriner. Ce corps était la partie postérieure de la matrice, dont le fond se trouvait appuyé sur le coccix, et l'orifice très-élevé du côté du pubis. J'en fis la réduction sur-le-champ, et le calme se rétablit. Cette dame était grosse de trois mois; elle n'accoucha qu'au terme ordinaire (*Accouchements* de Baudelocque).

M. le professeur Moreau en cite aussi l'exemple suivant.

OBSERVATION XXIII.

Au mois de juin 1823, on vint me chercher pour la femme d'un négociant, qui, impatientée de la lenteur d'un de ses commis, saisit avec vivacité un poids de 25 kilogr. pour le mettre sur le plateau d'une balance : à l'instant même, fortes douleurs dans le ventre, lypothymies, vomissements. Quand j'arrivai, je la trouvai dans une agitation et une anxiété extrêmes. Cette dame se plaignait de douleurs et de pesanteurs vers l'anus, accompagnées d'envie et de difficulté d'uriner et d'impossibilité d'aller à la garde-robe. Le toucher nous fit reconnaître une tumeur arrondie, saillante, placée entre l'intestin rectum et la partie postérieure du vagin. Un examen attentif nous montra qu'elle était formée par l'utérus, dont le col était dirigé en haut et en avant, et le corps en arrière et en bas; la rétroversion était aussi complète que possible. Nous réduisîmes, sans beaucoup d'efforts, le déplacement, dont la durée ne datait que de deux heures : les accidents cessèrent à l'instant même. Un décubitus de quelques jours dans la position horizontale, alternativement sur le ventre et sur le côté, suffit. Depuis, cette dame ne s'est pas ressentie de son indisposition (Moreau, *Accouchements*, t. I, p. 214; 1841).

On comprend donc que les accidents se présenteront avec un caractère de gravité plus ou moins considérable, selon que l'utérus se renversera plus ou moins subitement, et qu'il sera vide ou dans la réplétion. Dans ces cas, les symptômes qui se remarquent dans la rétroversion s'accuseront avec beaucoup d'énergie, par suite de la modification brusque arrivée dans les organes, ou la compression considérable exercée sur les parties environnantes; d'où il résultera une réaction générale sur l'organisme agissant sur le système nerveux gastro-intestinal et pulmonaire, qui ne se fait que dans les dernières périodes de la maladie; ou bien il se développera des symptômes inflammatoires dépendant de l'étranglement, qui seront promptement mortels.

Dans le vaste tableau d'une maladie où tant d'organes variés sont intéressés à des degrés différents, pour que leurs lésions de fonction viennent se peindre dans tous les détails qui leur appartiennent, nous les passerons successivement en revue dans chacun des organes, pour avoir en quelque sorte, selon l'expression d'Ambroise Paré, leur *portraiture;* et ensuite nous les grouperons, pour faire saisir leurs rapports d'ensemble, dans une grande peinture de la maladie. Nous commencerons, pour être fidèle à l'ordre que nous avons suivi, par les symptômes dépendant de la tuation de l'utérus, pour étudier en dernier lieu les altérations que lui-même présente.

Vessie. — Nous commençons d'autant plus volontiers par la vessie, que c'est elle qui appelle tout d'abord l'attention. *La malade ne peut pas uriner.* C'est quelquefois après un coup dans la région de la vessie (obs. 4, Martin), ou bien après s'être longtemps retenue d'uriner, lorsque les urines sont trop fréquentes, que la malade ne peut plus y satisfaire, comme on voit chez cette institutrice (obs. citée, 20). Dans ce cas, si la rétroversion est lente, elle irrite le col, comme pourrait faire un calcul, et donne de fréquentes envies d'uriner si l'on y résiste. J'ai expliqué, à propos du mécanisme, comment la rétention s'opère par l'élévation du corps de la vessie dans le bassin qui entraîne le col utérin en haut, et par l'application du museau de tanche contre le bas-fond de la vessie; souvent même la maladie ne s'annonce que par le besoin pressant que la malade éprouve d'uriner, résultant de la pression du col utérin sur celui de la vessie (obs. 9, Martin). Quelquefois cela peut avoir lieu d'une manière subite, comme je l'ai déjà indiqué dans les rétroversions subites (obs. citées, 21, 22), ou bien d'une manière lente (obs. citée, 14). Ce dernier mode de suspension de l'écoulement des urines peut faire présumer quelquefois que la rétroversion n'est que consécutive au développement lent et progressif d'une tumeur (obs. 20, Martin).

Cependant, bien que la suspension subite ou graduelle de l'écoulement des urines soit le symptôme le plus constant, il peut arriver que l'écoulement des urines se fasse très-librement : c'est dans le cas où le corps de l'utérus est courbé sur le col. Ce fait a été constaté dans un cas par Brünninghausen, de Wurzbourg, et est consigné dans le journ. de Siebold, 1819. Ou bien il peut arriver, dans d'autres cas, qu'en déplaçant le col, l'écoulement de l'urine se fasse librement. C'est ainsi que M. Schneider, à Balby, a tiré huit pintes d'urine en déplaçant le col; ce qui a favorisé la réduction (journ. Richter, 1791). Dans un cas de grossesse avec rétroversion, les internes, en touchant la malade, qu'ils crurent d'abord sur le point d'accoucher, furent très-étonnés de remarquer qu'à chaque toucher la malade urinait avec roideur dans la manche de celui qui l'examinait. Ce qui tenait qu'à chaque élévation de l'utérus, le col de la vessie, tiré en arrière, se redressait, et que le museau de tanche ne tamponnait plus l'orifice vésical. Il peut arriver aussi, dans quelques circonstances, que le changement de la position de verticale à horizontale puisse déplacer le col, et que la malade urine par regorgement (Schmitt).

Dans les cas où il y a rétention d'urine, les premiers symptômes se dénotent par une douleur plus ou moins considérable au méat urinaire, qui peut n'être qu'un simple prurit, qui peut même exciter la malade à la masturbation (obs. citée, 11), ou bien qui peut déterminer les douleurs les plus vives, s'étendant sur le trajet des uretères (obs. 17), ou même vers l'ombilic, qui peut devenir le siége d'abcès (obs. 29). Le méat urinaire se cache dans le vagin; l'urèthre se courbe au point qu'on ne peut le trouver, attiré qu'il est en arrière; il décrit une courbe si rapide derrière le pubis, qu'il est souvent impossible de sonder la malade, même avec une sonde d'homme. Le ventre prend alors un volume et une sensibilité plus ou moins considérables, à moins que les urines ne s'écoulent librement. Ce que nous avons dit est l'exception; mais, dans les circonstances ordinaires, la vessie prend un grand développement, facile à apercevoir au dehors, et donnant lieu souvent à une fluctuation qui a été prise par quelques chirurgiens pour celle d'une ascite. Cette dilatation peut tenir, dans certains cas seulement, à l'obstacle physique; mais, dans d'autres, à ce que la vessie est frappée d'une véritable paralysie (obs. suiv., 23, 24). L'extension que cet organe peut prendre est extraordinaire; car, décollant le péritoine, elle peut s'avancer jusqu'à plus de quatre travers de doigt au-dessus de l'ombilic, comme le prouve l'observation 24 suivante, de Viricel, chirurgien de Lyon. Et un fait remarquable, c'est que quand la vessie prend lentement ce développement, elle acquiert un volume considérable relativement à l'état normal; mais lorsque la distension est brusque, alors il s'opère une rupture par gangrène, qui est promptement mortelle. Dans les premiers moments, la malade est soulagée et recouvre un espoir trompeur; mais bientôt il s'opère un relâchement dans lequel l'avortement survient, et la malade succombe. Jusqu'à présent, ces symptômes de rupture n'ont été observés que chez des femmes enceintes.

OBSERVATION XXIV.

Rétroversion; paralysie de vessie.

(8e obs.) Le 9 décembre 1808, je fus appelé en consultation par le docteur Dartigues pour la femme du sieur Perret, rue des Bouchers, 47. Elle était enceinte de trois mois et demi, lorsqu'en se baissant pour ramasser quelque chose elle éprouva dans le bassin une douleur, suivie d'un besoin d'uriner qu'elle ne put satisfaire. Depuis cette époque, qui datait de plusieurs jours, elle ne rendait que quelques gouttes d'urine par regorgement, et n'allait pas à la selle; son ventre était fort douloureux, et la vessie formait une tumeur molle et fluctuante qui s'élevait jusqu'au-dessus de l'ombilic. Les boissons diurétiques et mucilagineuses, les fomentations émollientes, ordonnées par un autre médecin, ne faisaient qu'augmenter ses douleurs et accroître le volume du ventre. Le toucher nous fit reconnaître une tumeur occupant la partie supérieure du vagin, plus volumineuse en arrière, où elle comprimait le rectum. En portant le doigt indicateur derrière le pubis, on atteignait difficilement le col de la matrice dévié un peu à gauche. M. Dartigues introduisit une sonde de femme dans la vessie : il en retira quatre pintes d'urine, ce qui soulagea beaucoup la malade. Il essaya ensuite de soulever le fond de l'utérus pour opérer la réduction; mais, ses doigts étant fort courts, il lui fut impossible d'y parvenir. J'eus recours au procédé ordinaire, c'est-à-dire à l'introduction dans le vagin des doigts médius et de l'index de la main droite, avec lesquels je rendis promptement à l'organe déplacé sa position naturelle.

Des fomentations froides sur le ventre rendirent à la vessie son ressort; quelques lavements rétablirent le cours des selles. La malade, après avoir gardé le lit pendant dix jours, se leva et n'éprouva aucun accident jusqu'à son accouchement, qui eut lieu cinq mois et demi après. (Martin, de Lyon.)

OBSERVATION XXV.

Rétroversion ; distension lente et considérable de la vessie suivie d'autopsie.

(14e obs.) Claudine Bourget, âgée de trente-huit ans, enceinte de son cinquième enfant, entra à l'hôtel-Dieu de Lyon le 9 février 1811. Elle était au cinquième mois de sa grossesse, et éprouvait depuis le deuxième des accidents qui avaient commencé par de vives douleurs dans la région hypogastrique. Lors de son arrivée à l'hôpital, le ventre était proéminent et tendu jusqu'au-dessus de l'ombilic; le plus léger contact produisait de vives douleurs. Les urines et les selles étaient supprimées; la malade éprouvait dans les cuisses et les jambes une anxiété continuelle, qui l'excitait à les agiter sans cesse. Elle avait une fièvre continue avec des redoublements irréguliers, accompagnés de délire; la faiblesse était extrême, et la face hypocratique. M. Viricel, alors chirurgien en chef de l'Hôtel-Dieu, reconnut une rétroversion complète de l'utérus, qu'il essaya vainement de réduire par les procédés les plus rationnels. L'état fâcheux de cette femme, qu'il craignait de voir expirer entre ses mains, l'engagea à cesser toute manœuvre, et à ne tenter aucune des opérations conseillées dans ces cas extrêmes. Il eut à s'applaudir de sa prudence, car cette malheureuse succomba trente-six heures après les tentatives de réduction.

A l'ouverture du cadavre, on trouva la vessie extraordinairement développée. Elle occupait, de l'un et de l'autre côté du ventre, l'intervalle compris entre les côtes et le rebord des os des iles, et s'élevait à quatre travers de doigt au-dessus de l'ombilic; sa paroi antérieure adhérait à la paroi abdominale correspondante; sa membrane muqueuse était phlogosée; l'urine contenue dans sa cavité était brunâtre, fétide, et chargée de mucosités. Le canal de l'urèthre, très-allongé, se recourbait sur la tumeur que formait la matrice rétroversée. Ce dernier organe, développé comme il l'est ordinairement au cinquième mois de la gestation, était parfaitement sain, tant à l'extérieur qu'à l'intérieur; il contenait un fœtus dont les pieds répondaient à l'orifice utérin. Cet orifice, placé très-haut, était dilaté; sa lèvre antérieure était confondue avec la portion voisine du vagin; la postérieure était distincte, mais très-amincie. Les membranes de l'amnios s'étaient rompues, et une grande partie des eaux s'étaient écoulées. Le fond de la matrice pressait sur le périnée, et se trouvait au niveau de l'ouverture anale. Les ovaires et les trompes n'avaient subi aucune altération. (Viricel, de Lyon.)

OBSERVATION XXVI.

Rétroversion; rupture de vessie.

Une femme âgée de quarante ans, d'une constitution lâche, mère de plusieurs enfants, et enceinte depuis quatre mois, eut d'abord un renversement de vagin auquel elle était sujette depuis longtemps. Il y avait peu de jours que la tumeur était réduite, lorsque, ayant fait un faux pas, elle sentit quelque chose se déranger dans son ventre, et lui tomber vers le bas du dos. Elle fut attaquée sur-le-champ de constipation, de rétention d'urine, de nausées et de douleurs dans le ventre. Les moyens qui furent employés n'ayant pas produit de soulagement, Lynne soupçonna une rétroversion de la matrice, et porta les doigts dans le vagin pour s'en assurer. Il fut arrêté par une tumeur grosse comme la tête d'un enfant, laquelle occupait la partie postérieure de ce conduit, et descendait jusqu'au périnée. Le déplacement de la matrice bien connu, il voulut la réduire. La malade fut mise en diverses positions, et l'on introduisit les doigts de l'une des mains dans le vagin, et ceux de l'autre dans le rectum. L'usage de la sonde ne fut pas oublié, mais on ne put la pousser assez avant pour atteindre jusqu'au siége des urines. Les lavements étaient arrêtés dès l'entrée du rectum. Il y avait une tension excessive au ventre, et surtout à la région qu'occupe la vessie. On lui proposa d'y faire la ponction ; mais elle s'y refusa, et dit qu'elle aimait mieux subir le sort dont elle était menacée. Le septième jour de sa maladie, elle était extrêmement affaiblie, il lui survint des nausées et des hoquets, précurseurs de la gangrène qui devait avoir lieu. Elle sentit enfin quelque chose se crever dans son ventre. Le calme qui succéda ranima son espérance ; mais ce ne fut pas pour longtemps, car, après s'être délivrée de l'enfant qu'elle portait, elle tomba dans un grand accablement, et elle mourut le lendemain au matin. On trouva, à l'ouverture de son corps, que la vessie, gangrenée dans quelques points de son étendue, s'était crevée, et que les urines s'étaient répandues dans le ventre à la quantité de dix pintes (John Lynne, in *Medical, comment.*, tome VI).

OBSERVATION XXVII.

Rétroversion suivie de rupture de la vessie.

Une pauvre femme, âgée de quarante ans, mère de plusieurs enfants, et grosse de trois mois et demi, eut une rétroversion de la matrice en glanant du blé. Bientôt après, elle ne put rendre son urine ni ses excréments; elle avait du ténesme, des nausées, et elle souffrait beaucoup. On lui prescrivit différents remèdes qui n'eurent aucun bon effet. On tenta en vain de la sonder. On introduisait bien la sonde à 1 ou 2 pouces dans l'urèthre, mais sans aller au delà, et sans donner issue à aucune goutte d'urine. Assuré de l'existence de la rétroversion de la matrice et ne pouvant la réduire, on fit de nouvelles tentatives pour passer la sonde jusque dans la vessie, et l'on tira une ou deux cuillerées d'urine très-colorée, en mettant la malade tantôt dans une position, tantôt dans une autre. Enfin, on jugea qu'il était nécessaire de faire la ponction de la vessie au-dessus du pubis. Mais cette femme se refusa à cette opération ; elle devint plus faible, eut de fréquentes nausées et le hoquet. Le même jour, elle dit qu'elle sentait quelque chose se crever dans le ventre; elle éprouva sur-le-champ une diminution de douleurs, et annonça qu'elle allait faire une fausse couche. Elle la fit en effet promptement, et presque sans douleurs : les membranes de l'amnios étant rompues, l'enfant et le placenta sortirent par les seuls efforts de la nature; mais elle n'urinait point. On la sonda avec la plus grande facilité; il ne sortit point d'urine, quoique la sonde fût dans la vessie, ce qui confirma l'opinion qu'on avait de la rupture de ce viscère. Cette femme mourut le lendemain matin, quatrième jour de la rétroversion de la matrice. On ouvrit son corps, et l'on trouva neuf ou dix pintes d'urine épanchées dans le ventre, la vessie vide, flasque et rompue près de son fond, de manière qu'on pouvait passer le bout du doigt par cette crevasse, dont les bords étaient gangrenés. Tout le corps de la matrice était encore tellement porté en arrière; qu'on vit aisément que son fond s'était placé entre le vagin et le rectum, et que son col appuyait sur les pubis. (Guillaume Hunter, Mémoires de la Société des médecins de Londres.)

Rectum. — Après les symptômes du côté de la vessie, viennent, pour la fréquence, ceux du côté du rectum; nous dirons même qu'il est rare que la compression ne se fasse pas sentir à la fois sur ces deux organes. Nous verrons tout à l'heure les cas qui font exception. C'est ordinairement après un effort, un coup, une chute, ou bien graduellement, comme Baudelocque l'a observé, que la difficulté à l'excrétion des matières fécales se fait sentir : comme dans les cas d'étroitesse du bassin, ou quand l'utérus, par une disposition organique, s'abaisse lentement sur le rectum (obs. citée n° 12). — Les accidents peuvent aussi marcher lentement quand, au lieu d'être consécutifs à la rétroversion, primitifs au contraire, ils l'ont déterminée (obs. citée n° 5). Un des premiers symptômes est ordinairement un besoin pressant d'aller à la garde-robe, avec constipation (obs. citée n° 3). Ce besoin même peut souvent être le premier signe et le seul qui annonce la rétroversion de la matrice, aucun accident ne se déclarant du côté de la vessie (Schmitt, obs. 5) : c'est surtout dans les cas de rétroflexion, et quand la maladie affecte l'utérus dans l'état de vacuité. Cependant, dans la plupart des cas, les symptômes du côté de la vessie se déclarent les premiers, à cause de sa plus grande susceptibilité; mais d'une manière générale, l'on peut dire que, le plus communément, surtout lorsque la rétroversion est subite, ils se déclarent en même temps, comme on peut le voir dans la plupart des observations qui précèdent.

Il n'y a pas cependant concomittance nécessaire entre ces deux symptômes, car il peut arriver, dans des cas rares, il est vrai, qu'il n'y ait aucun obstacle au cours des matières fécales et aucune douleur du côté du rectum. Cela ne s'observe ordinairement que quand l'utérus est en état de vacuité, et encore à de certaines conditions : que l'utérus rétroversé ait *une direction oblique de son fond*, surtout à droite, tandis que son col est dirigé à gauche (obs. citée 6, et dans obs. 5 de Schmitt).

Dans les cas où le cours des matières fécales n'est pas libre, voici ce que l'on remarque : le malade se plaint de douleurs du côté du rectum, caractérisées par des démangeaisons, des élancements (obs. 5, Schmitt), des tiraillements. Le pourtour de l'anus est tuméfié, les bords renversés, et quelquefois béants; l'on observe même une tumeur saillante au périnée, dans certaines circonstances (obs. 13, Martin), faisant souffrir la malade quand elle est assise (Schmitt, obs. 5).

Le besoin d'aller à la selle devenant de plus en plus pressant, il s'échappe d'abord des matières fécales qui sortent par le rectum moulées en ruban, en forme de gouttière (obs. citée 13), ou des selles terreuses et visqueuses (obs. citée 12). Bientôt rien ne passe plus, et il ne sort plus que des mucosités sanguinolentes, considérées par Schweighausen comme caractéristiques; ou bien ce sont de simples glaires (obs. citée 8). Au-dessus de l'obstacle, l'intestin se laisse distendre par les matières fécales qui s'y accumulent. Si l'on veut apprécier avec le doigt la nature de cette résistance, l'exploration du rectum fait reconnaître dans la cavité une tumeur molle, sphérique, volumineuse, placée plus ou moins haut, mobile ou non, et semblant être un corps qui parcourt le vagin. Plus la malade pousse, plus elle veut pousser, et les efforts qu'elle fait pour remplir cette fonction de la défécation semblent augmenter de plus en plus la nature de l'obstacle; enfin, dans un dernier effort, l'utérus se rompt (voir obs. citée 27), parce que la courbure du sacrum reporte en avant l'action des forces expultrices.

Intestins. — Pour les intestins, ils sont dans les mêmes conditions que dans une hernie étranglée; ils présentent des symptômes analogues, suivant que le cours des matières a été interrompu plus ou moins brusquement, et l'on retrouve les symptômes francs de l'étranglement et de l'engouement.

Dans le premier cas, soit que la femme se trouve enceinte ou dans l'état de vacuité, comme on peut le voir dans les observations citées (21, 22), on voit survenir des hoquets, rapports, vomissements,

13

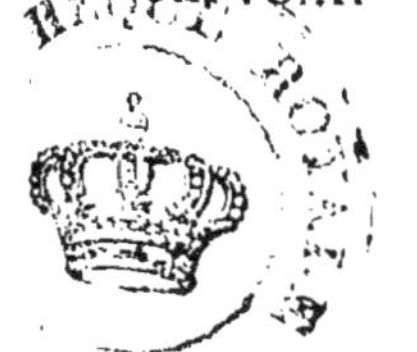

sueurs froides, lypothimies, facies hypocratique; ou bien, si les symptômes marchent lentement, tous les phénomènes que l'on observe ont le plus grand rapport avec l'engouement : ce sont des inappétences, des nausées, des envies de vomir plus ou moins passagères, suivant que le rectum finit par se vider plus ou moins; mais qui, chez une jeune femme, peuvent être pris par négligence pour des symptômes de grossesse, quand il y a coïncidence avec absence des règles.

Ce trouble des fonctions peut amener l'amaigrissement de l'individu, et dans un cas particulier que je rapporterai, la perte d'embonpoint portait surtout sur la région hypogastrique (observ. citée 29).

Le *vagin*. — Le vagin, par suite de rétroversion, peut éprouver des déformations d'une manière congénitale, ou bien dans le cours de la vie d'une manière subite ou lente. Cela s'annonce ordinairement à la malade par la sensation d'un corps qui semble s'engager dans le vagin; et si la femme est enceinte ou non enceinte, elle croit qu'elle va faire une fausse couche, sentiment qui ne l'engage pas moins à pousser que le besoin d'aller à la garde-robe. Par suite de ces efforts il sort par le vagin une humeur visqueuse sanguinolente (obs. 29), ou même une plus ou moins grande quantité de sang qui provient de l'utérus. Quelquefois la tumeur que la malade sentait dans le vagin peut venir jusqu'à l'orifice de la vulve (observ. citée 13), même en sortir (obs. 27).

Les symptômes les plus notables sont les changements de direction, de formes que prend le vagin. Dès qu'il existe une rétroversion, la direction change au lieu de se diriger d'avant en arrière et ensuite de bas en haut. En formant une courbe, le vagin se redresse et se dirige seulement de haut en bas. Sa profondeur s'efface selon l'état plus ou moins avancé de la rétroversion. C'est ce qui fait que l'œil peut apercevoir immédiatement la face postérieure du vagin, ce qui n'a pas lieu à l'état normal. Pour pénétrer dedans, il faut diriger de suite le doigt en haut, et alors voici les déformations successives que l'on observe: la paroi supérieure est très-tendue, plus longue qu'à l'ordinaire, et, se courbant brusquement derrière la symphyse, s'applique plus ou moins derrière elle. On sent dans sa partie antérieure un tubercule : c'est le méat urinaire qui y a été attiré. Comme replié sur lui-même enfin, en dirigeant son doigt en avant et en haut, l'on sent plus ou moins facilement une tumeur sensible ou non, molle ou résistante : c'est le col de l'utérus ou seulement une de ses lèvres.

La face postérieure du vagin s'est formée en plis transversaux plus ou moins marqués, pour deux causes: 1° parce qu'elle est trop longue dans la nouvelle direction de l'organe, et quelquefois parce que le fond de l'utérus s'abaisse perpendiculairement sur le plan de cette lame postérieure du vagin.

Si l'on touche la malade, on sent de suite le fond de l'utérus, que l'on peut prendre pour le col tuméfié (obs. citée n. 3), et qui, dans d'autres circonstances, ressemble à la tête d'un enfant engagée. En cherchant bien on finit, en avant, par glisser le doigt entre elle et la symphyse où l'on sent le col dans l'état de grossesse; ce n'est pas sans difficulté.

La tumeur peut descendre plus bas dans le vagin, surtout quand l'utérus est dans l'état de vacuité, alors on peut la prendre pour une tumeur du vagin; si elle descend encore plus bas, pour une tumeur du rectum, excoriée et douloureuse qu'elle se trouve par l'écoulement des urines (obs. citée 3; obs. citée 19). Enfin, la tumeur, quelquefois, qui est dans le vagin, l'obstrue tellement qu'on ne peut pas du tout pénétrer; alors la paroi inférieure du vagin est relevée directement en arrière, et ferme la vulve lorsqu'elle descend très-bas (obs. citée 13); un effort de plus, elle se précipite au dehors en déterminant des désordres épouvantables, la rupture du vagin, comme on le voit dans l'observation suivante de M. Paul Dubois.

OBSERVATION XXVIII.

Rétroversion suivie de la rupture du vagin

S. G..., paysanne, âgée de trente-deux ans, d'une intelligence bornée, mère de trois enfants, ayant été assistée dans ses deux dernières couches par sa belle-mère, paysanne aussi, et sans instruction dans l'art des accouchements, était grosse d'environ trois mois et demi, lorsqu'elle fut prise, dans la journée du 7 novembre 1836, de douleurs vagues. Ces malaises, qui ne l'empêchèrent pas de sortir et de se livrer à quelques occupations pénibles de la campagne, l'inquiétèrent cependant assez pour lui faire dire qu'elle pourrait bien être morte le lendemain. En rentrant chez elle ce jour là, vers huit heures du soir, elle se coucha, et fut prise peu après de douleurs vives dans le ventre et les reins, qui lui arrachèrent des cris, et que sa belle-mère attribua aux prodromes d'une fausse couche: il était neuf heures et demie du soir. A dix heures et demie, le mari, voulant donner quelques soins à sa femme, aperçoit une grosseur qui sort des parties génitales. On s'en inquiète, ainsi que de l'état de souffrance et de l'hémorrhagie qui l'accompagne, et on pense à recourir aux secours de l'art.

Le mari se transporte lui-même chez la sage-femme de M..., village le plus voisin. Celle-ci arrive à une heure, et trouve une énorme tumeur au dehors de la vulve, et des anomalies telles, qu'elle demande qu'on appelle incessamment un accoucheur instruit. Le mari court chez M. C..., qui arrive à trois heures et demie du matin. Après quelques recherches pour s'assurer de la nature de la tumeur, le chirurgien la reconnaît pour la matrice dans l'état complet de rétroversion, et il parvient à la repousser et à la replacer dans sa position naturelle; mais la femme, qui était déjà dans l'état le plus déplorable, expira à quatre heures et demie, peu de temps après la réduction de l'organe.

Cette mort aurait pu passer inaperçue, comme un de ces événements qui suivent parfois une fausse couche, une perte considérable, si la rumeur publique ne l'eût attribuée à des tentatives criminelles.

L'autorité fit donc procéder à l'autopsie le 10, à trois heures, cinquante-sept heures après le décès, et MM. M... et C..., deux chirurgiens et accoucheurs instruits et avantageusement connus, furent désignés pour cette opération. Leur procès-verbal contient l'exposé suivant :

« Les parties extérieures de la génération ne présentent rien de particulier; mais légèrement entr'ouvertes, elles laissent apercevoir, à 2 lignes de profondeur, dans la direction de la fourchette, une plaie frangée. Au toucher, le vagin paraît lisse, et on arrive au col utérin, appuyé contre le pubis, fermé et sans engorgement. Le vagin est très-lâche, et le corps de la matrice soulevé est très-mobile.

« Nous avons ouvert l'abdomen et scié les os pubis pour bien examiner l'état des organes contenus dans cette cavité et le bassin. La vessie, très-large et flasque, ne contenant pas d'urine, s'élevait au-dessus du pubis, et paraissait avoir été distendue; elle ne présentait d'ailleurs aucune altération, et couvrait en partie le corps de la matrice. Cet organe, de forme pyramidale, offrait 6 pouces de longueur et 5 de largeur; il était mou, flasque, rougeâtre, et présentait un certain nombre d'ecchymoses, et de petites déchirures semi-circulaires ressemblant à des coups d'ongles. Ayant aperçu dans la partie péritonéale du bassin, au-devant du sacrum, une plaie transversale, nous avons reconnu qu'il y avait, par cette plaie, communication entre la cavité abdominale et la partie postérieure inférieure du vagin. Ainsi, il existait un canal accidentel, dont l'orifice supérieur était constitué par la rupture du péritoine, dont l'orifice inférieur l'était par la déchirure du vagin, et dont la partie moyenne occupait la cloison recto-vaginale lacérée.

« Ayant poussé le corps de la matrice dans cette ouverture supérieure, nous l'avons fait sortir sans effort par l'ouverture inférieure, près de la fourchette, et là nous avons vu la position de la matrice observée par M. C... pendant la vie. Ayant ensuite replacé l'organe comme il était précédemment, nous avons fendu le vagin à sa partie antérieure dans toute sa longueur, jusqu'au col utérin, que nous avons trouvé très-allongé, fermé, enduit d'une sécrétion filamenteuse ou gélatineuse, qu'on observe dans les premiers mois de la grossesse. Ayant fendu le col utérin et pénétré dans la matrice, nous en avons extrait la poche amniotique intacte, contenant un fœtus d'environ trois mois et demi et ses dépendances. Nous avons ouvert cette poche et examiné le fœtus avec son cordon ombilical intact, implanté au placenta, qui était meurtri et broyé. Le fœtus présentait d'ailleurs plusieurs ecchymoses, entre autres une assez large sur l'occiput, et une plus large sur le dos.

« Ayant enlevé le corps de la matrice pour mieux juger de la plaie du vagin, nous avons trouvé l'ouverture intérieure frangée à 2 lignes de la fourchette, de 5 pouces de largeur dans la dilatation. Elle remonte en s'élargissant le long de la cloison recto-vaginale jusqu'au péritoine, qui est ouvert à 7 pouces de largeur. De chaque côté, on aperçoit de petites déchirures semi-circulaires comme des coups d'ongle, avec décollement latéral du péritoine. Le rectum vide est intact, du moins ses membranes musculaire et muqueuse; tout le système abdominal paraissait très-pâle, et ses vaisseaux vides de sang; d'où les médecins ont conclu, 1° que ces lésions étaient mortelles; 2° que la femme G... avait succombé à l'hémorrhagie et aux douleurs qui en ont été la suite; 3° que la femme G... n'a pu se faire elle-même ces lésions.»

Ce fait ayant donné lieu à une instruction judiciaire, et la commission d'enquête, ne s'étant pas trouvée suffisamment éclairée par ce rapport et les conclusions qui l'accompagnent, a renvoyé le tout au conseil de santé, en lui adressant, à la date du 16 décembre 1836, les questions suivantes :

«Y a-t-il possibilité, 1° que la défunte J. G... se soit fait elle-même les blessures et les déchirures qui ont été constatées? 2° qu'elle ait pu elle-même s'extraire la matrice? 3° que la matrice ait pu sortir d'elle-même? 4° l'hémorrhagie, comme cause de la mort, a-t-elle été provoquée par ces blessures et ces lésions?»

Le conseil de santé, après mûre délibération, a répondu négativement aux deux premières questions, et affirmativement aux deux dernières.

Cette opinion, basée sur l'appréciation raisonnée

des faits, nous paraît seule admissible, surtout après les réflexions judicieuses et les développements donnés par M. P. Dubois, qui, en s'attachant plus à l'esprit qu'à la lettre des questions, les a posées de la manière suivante :

1° Les lésions observées ont-elles été le résultat de violences insensées exercées par la femme J. G... sur elle-même?

2° Les lésions résultent-elles de violences criminelles exercées par des mains étrangères?

3° Les lésions sont-elles la conséquence des efforts naturels auxquels la femme J. G... se serait irrésistiblement livrée?

4° La mort de la femme J. G... a-t-elle été le résultat de ces lésions?

L'incarcération de l'utérus, le gonflement de ses parois, peuvent occasionner une inflammation violente, accompagnée de phénomènes nerveux très-variés, suivie souvent de gangrène, et capable à elle seule de faire périr la malade. (*Presse médicale,* t. I, p. 135, n° 20, 11 mars 1837.)

Utérus. — Nous nous sommes occupé des symptômes par lesquels le déplacement de l'utérus s'annonçait sur les organes environnants. Il ne s'agit plus maintenant que de déterminer les signes que cet organe peut donner lui-même.

Ce déplacement s'annonce dans la matrice par des douleurs, des altérations dans le volume, la forme, la consistance, et par une atteinte aux fonctions soit dans l'état de vacuité ou de grossesse. Enfin, par le toucher, on constate le changement de position de l'organe.

Les douleurs se déclarent aussitôt que l'utérus est déplacé dans l'hypogastre. Elles s'étendent quelquefois le long des ligaments ronds jusqu'au pubis, et quelquefois alternativement aux ligaments larges jusqu'au rectum (obs. citée 13), même dans des circonstances où les règles ne sont pas suspendues chez une femme non enceinte. Quelquefois elles s'étendent jusqu'aux jambes qui sont dans une agitation perpétuelle (obs. citée 24) ; quelquefois l'utérus n'est douloureux qu'au toucher par le rectum (obs. 12). Dans des circonstances plus fâcheuses, les douleurs concentrées sur l'organe sont lancinantes, intolérables ; la malade les compare à des coups de couteau, et cela, l'utérus étant même dans l'état de vacuité (obs. suivante 29) ; elles finissent même par éveiller, chez les femmes enceintes, des contractions utérines. Par le déplacement, les douleurs peuvent exciter dans l'utérus une action organique plus vive, qui peut déterminer son augmentation en volume d'une manière inflammatoire, ou en y entretenant une véritable congestion.

L'engorgement inflammatoire peut primitivement s'y rencontrer dans l'état de vacuité (obs. citée 12), ou consécutivement se développer dans l'utérus rapproché de l'époque de la parturition.

Pour l'état congestionnel de l'utérus, il est peut-être encore plus commun que l'inflammation, et il se manifeste par des pertes continues (obs. citée 17);

le sang (Schmitt, obs. 6) s'écoulant en nappe ou même en caillots, surtout quand la rétroversion a eu lieu à une époque rapprochée de la grossesse et que les vaisseaux se sont gorgés et n'ont pu revenir sur eux-mêmes (obs. suivante 28) : quelques pressions sur l'utérus suffisent pour les faire sortir.

L'engorgement inflammatoire ou sanguin n'a pas lieu sans augmenter considérablement le volume de l'utérus, ce qu'on peut apercevoir par l'hypogastre et par le rectum; dans le cas d'inflammation, le volume augmente par une espèce d'hypertrophie; dans la congestion sanguine, à la fois par la turgescence des vaisseaux et par les caillots contenus dans la cavité. Ces altérations expliquent les modifications qui peuvent être apportées dans la consistance de l'utérus.

Pour l'altération des fonctions dans l'état de vacuité, elles sont de deux sortes. L'utérus, par son seul changement de position, peut rendre la femme stérile (Martin, obs. 18), et par l'altération organique, elle modifie plus ou moins le cours des règles.

Chez la femme enceinte, les modifications sont encore plus graves, car le changement de position par les douleurs, éveillant les contractions utérines, provoque l'avortement.

Par le toucher, voici maintenant la disposition qui se présente à l'observateur: le col de l'utérus est très-élevé derrière la symphyse, tellement remonté haut que, dans quelques cas même de vacuité, il est très-difficile à atteindre (Martin, obs. 18). Dans le cas de rétroversion, trois ou quatre jours après les couches, il prend même cette position (obs. citée 18) ; il est à droite ou à gauche ordinairement ; il n'est pas plus dur, quelquefois il est plus mou ; on l'a vu même ouvert (obs. suiv. 29) pour le corps, s'il est volumineux. Nous avons indiqué à propos de la vessie du vagin et du rectum, qu'il était facile d'en faire l'examen par la cavité de ces organes.

OBSERVATION XXIX.

Rétroversion de l'utérus, suite d'hémorrhagie ; mollesse et gonflement considérable de l'utérus.

(9e obs.) Une femme de vingt-deux ans, appartenant à la classe moyenne, d'une constitution délicate, peau d'un blanc jaune, yeux et cheveux bruns, réglée à dix-sept ans, après une grossesse heureuse, accouche pour la première fois, en mars 1817, au moyen du levier à cause d'une prétendue obliquité dans la position de la tête de l'enfant. Le 2 décembre 1818, elle fait une fausse-couche au sixième mois d'une grossesse dont le début avait été bon, mais qui était devenue extrêmement pénible, et s'était accompagnée de douleurs dans la région sacrée et dans le côté droit de l'hypogastre. Son accoucheur lui fit faire, après sa fausse couche dont elle se sentait assez bien remise, des injections avec une forte décoction de quinquina. Sept semaines après sa couche, les règles reparaissent, et durent pendant huit jours ; elles cessent pour reparaître deux jours plus tard, et se continuer sous la forme d'une perte sanguine chronique, qui varie sous le rapport de la forme et de la quantité. Ainsi, le sang sort quelquefois par caillots; en général, le repos au lit arrête l'hémorrhagie; mais ce moyen ne réussit pas toujours. Au commencement de cette maladie, elle a éprouvé d'assez fortes douleurs dans le côté gauche, que l'on a combattues par des cataplasmes chauds, que l'on s'est bientôt vu forcé de discontinuer, parce qu'ils augmentaient l'hémorrhagie. Plus tard, cette douleur se change en un sentiment de pesanteur et de pression vers l'anus qui existe encore. A cela s'ajoute de la constipation et de la difficulté à aller à la selle.

Le 15 février 1819, on appelle un médecin qui en demande un second en consulation : tout ce que la madade éprouve est attribué *à un état de faiblesse et de relâchement,* et l'on a recours à tous les astringents connus, jusqu'aux applications d'eau froide et de vinaigre, sans que la perte s'arrête. On fait venir un troisième médecin, qui fait appeler le docteur Schmitt, le 10 mai.

La malade conservait de la fraîcheur, et ne paraissait pas du tout épuisée; elle conservait de l'appétit et du sommeil; l'hypogastre excepté, le ventre était souple, petit, non sensible; on n'y rencontrait nulle part de dureté ni gonflement. On rencontre par le toucher, vers le milieu du vagin, une masse ronde, lisse, charnue, de la grosseur d'une pomme ordinaire. On acquiert la certitude que c'est l'utérus dans un état de rétroversion, lorsque le doigt explorateur rencontre le col utérin derrière la symphyse pubienne. Cette portion de l'organe ne paraît pas malade; mais le corps, qui en est plus incliné à gauche qu'à droite, et qui, par conséquent, se trouve en contact avec le rectum, est sensible à la pression. On essaye la réduction sans résultat; tout le vagin est très-humide à cause de l'écoulement sanguin. Eviter le coucher en supination; électuaire laxatif.

Le 11, elle perd beaucoup plus que de coutume, le pouls est accéléré. Elle s'était tenue couchée sur le côté droit, et avait eu une selle très-molle.

Le 12, on reconnaît par le toucher que la rétroversion a un peu diminué, l'utérus se trouve un peu plus à droite. Il conserve son volume et sa forme; il est mou et non sensible. En faisant des tentatives de réduction avec un doigt d'abord, puis avec deux, on s'aperçut que non-seulement la matrice cédait et se relevait, mais qu'elle diminuait et que les caillots de sang sortaient sous l'influence de la pression que ces tentatives exigeaient. Le docteur Schmitt en conclut *que le gonflement utérin était dû en partie au sang épanché dans la cavité de l'organe, et en partie à celui qui en engorgeait les vaisseaux, de sorte que, dans cette circonstance, l'utérus ressemblait à une éponge imbibée de sang.*

On renouvelle ces tentatives le 14, par le rectum d'abord (moyen auquel on renonce, parce que le doigt de l'opérateur n'atteignait pas la matrice), ensuite par le vagin, la malade étant couchée sur le côté droit. On parvient par cette manœuvre à rendre à la matrice sa position normale; mais elle ne la conserve pas. L'engorgement, la consistance spongieuse persistent; on craint une dégénérescence carcinomateuse. Le 16, il y avait un peu moins de mollesse du côté du corps utérin, mais le museau de tanche conservait toute sa flaccidité. *Les caillots sanguins qui sortent pendant les tentatives de réduction ont une odeur fétide ;* la partie postérieure de l'organe surtout est douloureuse. La perte avait considérablement diminué; le 19, elle avait complétement cessé. Cependant, le docteur Schmitt avait demandé en consultation un médecin célèbre, qui partagea ses craintes touchant l'imminence de la dégénérescence cancéreuse. On apprit que la sœur de la malade était affectée d'un cancer utérin, mais la mère jouissait d'une santé parfaite.

Le jour suivant, la malade perd un peu de sang. Il survient des battements de cœur, de la défaillance. La perte cesse entièrement; la malade passe la plus grande partie de la journée hors du lit; elle se sent extraordinairement bien, veut partir pour la campagne pour y passer l'été; elle ne se plaint plus que d'un léger sentiment de pesanteur vers l'anus, qui revient de temps à autre. Le toucher fit reconnaître que la rétroversion s'était changée en une inclinaison en arrière; le gonflement de la face postérieure de l'organe existait toujours; le col était dans l'état normal.

L'auteur ne doute pas que la rétroversion n'ait été ici consécutive à l'engorgement de l'organe. Il attribue le mieux au repos, au coucher sur le côté, et aux lavements qui ont entretenu la liberté du ventre. (Guillaume-Joseph Schmitt; Vienne, 1820.)

Réactions générales. — La rétroversion, arrivée rapidement ou lentement à son dernier degré, détermine des réactions générales par l'étranglement intestinal, par la lésion de la vessie ou par la réaction que l'utérus exerce sur l'organisme, par des pertes continues ou par l'excitation morbide portée au système nerveux.

L'on voit survenir tous les accidents inflammatoires du canal intestinal, avec ses conséquences variées qui tiennent à la rapidité ou à la lenteur de la marche de la rétroversion, ou bien ce sont les symptômes de la fièvre urineuse, et à ces deux maladies la péritonite, qui vient promptement tuer la malade. Dans les cas les plus alarmants, ce sont des accidents nerveux, comme douleurs dans les membres, crampes, cardialgie, si la rétroversion a été subite; si elle a été lente, c'est la catalepsie. On conçoit qu'arrivés aux divers degrés d'intensité que j'ai signalés, la mort survient, provoquée par la lésion des organes environnants, ou même par celle très-grave de l'utérus qui, par étranglement, tombe en gangrène.

L'observation suivante est très-curieuse en ce qu'elle résume presque tous les symptômes alarmants locaux ou généraux par lesquels la rétroversion peut être accompagnée.

OBSERVATION XXX.

Principaux symptômes locaux et généraux de la rétroversion.

(7e obs.) Une femme jeune, très-délicate, yeux bleus, peau blanche, sujette, depuis sa jeunesse, à de fortes crampes convulsives, avait eu un engorgement des glandes abdominales pendant son enfance. Elle a eu trois accouchements; les deux premiers à terme, le dernier à neuf semaines de grossesse. Les deux premiers ont été laborieux ; son premier enfant est venu par le siége, le second était mort ; la grossesse avait été très-pénible. Constipation habituelle, règles régulières, mais très-abondantes, sentiment de tiraillement douloureux dans le bassin, qui s'étend aux cuisses, à la droite en particulier, qui devient quelquefois si fort qu'il interrompt le sommeil; suintement sanguinolent par le vagin, qui dure quelques jours. Elle n'a jamais eu de flueurs blanches; elle devient tellement faible qu'elle peut à peine quitter son lit; un léger mouvement fébrile se manifeste le soir. Elle est traitée par un charlatan qui lui fait prendre une eau médicamenteuse qu'il administre à tous ses malades.

Le docteur Schmitt, ayant examiné cette malade, trouva la matrice située plus bas que dans l'état normal, engorgée, inclinée en arrière, sensible au toucher ; le col, au contraire, était tout à fait sain, seulement il se trouvait dirigé vers le pubis. On recommande le coucher horizontal et latéral, de se tenir sur le ventre aussi souvent que possible, des bains tièdes, l'entretien de la liberté du ventre au moyen de lavements, la privation du coït, injections avec une décoction de guimauve, de belladone et de ciguë dans le vagin.

Peu après la visite du docteur Schmitt, cette malade retombe entre les mains d'un médicastre, qui attribue sa maladie à une pourriture de l'utérus, et qui fait tous ses efforts pour restreindre l'abondance des règles au moyen d'injections de quinquina, d'écorce de chêne et d'acide phosphorique. Elle éprouve d'abord du mieux ; mais, au bout de quatre à cinq mois de ce traitement, il lui survint de si fortes convulsions, accompagnées de symptômes de congestion cérébrale et pulmonaire, que sa vie fut en danger. On lui prodigue le musc, le camphre, la valériane, sans autre résultat que l'augmentation des accidents convulsifs et cataleptiques, une céphalalgie continuelle accompagnée de pyrosis qui ne permet à la malade que quelques aliments liquides. La région ombilicale est très-douloureuse; à gauche, et au-dessous de l'ombilic, on rencontre un endroit où il y a de la résistance, et où la pression cause de la douleur; l'hypogastre est également douloureux; mais c'est dans l'utérus même que la malade souffre le plus : elle compare la douleur qu'elle éprouve à des coups de couteau. Cette souffrance n'est pas continue; c'est à l'approche des règles, qui coulent toujours très-abondamment, qu'elle atteint son plus haut degré. Point de leucorrhée.

Le docteur Schmitt reste onze mois sans revoir cette malade ; il la trouve considérablement maigrie et près de l'état de marasme. L'orifice de l'utérus était tellement haut que l'espace interlabial donnait la sensation d'une échancrure profonde ; la lèvre postérieure, en particulier, était très-gonflée et renversée, sans être dure cependant ni douloureuse ; tout le corps de la matrice était tuméfié. dur, très-sensible au toucher, en contact immédiat avec le rectum, sur lequel il exerçait une pression considérable d'où résultait la constipation opiniâtre que l'on était obligé de combattre par des lavements continuels. Le vagin était entretenu dans un état d'humidité notable par du mucus qui n'avait point d'odeur.

Cette malade était alors confiée aux soins d'un honnête homme, auquel le docteur Schmitt conseilla d'agir avec prudence, de ne point perdre de vue l'état des forces de sa malade, dans tous les cas de se laisser guider par les circonstances, mais d'avoir toujours en vue l'état de l'appareil digestif et la menstruation. Contre la maladie locale, il recommanda des injections avec une décoction de ciguë avec addition d'eau de laurier-cerise, d'essayer aussi l'usage des bains tièdes.

Une année se passe sans qu'il entende parler de cette malade. Quand il la revoit, il trouve plutôt une diminution des symptômes morbides qu'un mieux prononcé. La malade ne pouvait quitter son lit, ni même y rester assise un peu longuement, sans être exposée à s'évanouir. L'écoulement des règles conservait son caractère; on fut obligé de discontinuer les bains tièdes, parce qu'après le dixième jour il survint une métrorrhagie. Du reste, point d'écoulement vaginal. Les selles et l'urine passent plus facilement; l'état général de l'appareil génital est meilleur. Un peu plus tard, douleurs articulaires dans les bras et dans les mains, gonflement des membres inférieurs. Environ un mois après, cardialgie, puis douleurs abdominales qui se fixent dans la région utérine d'abord, puis dans un point bien circonscrit de l'abdomen que la malade place dans la région sous-ombilicale droite. Cette douleur, qui augmente périodiquement, est d'abord gravative, brûlante, puis pulsative, puis ressemble à celle que cause la rupture d'un abcès; cet état avait duré plusieurs jours, quand elle commença à perdre par le vagin un liquide mêlé de sang et de pus; cet écoulement dura quatre jours, et la malade se sentit très-soulagée. Les endroits les plus sensibles étaient l'épigastre, la région splénique et la région sous-ombilicale droite. Dans l'étendue de cette dernière, on sentait plusieurs masses dures, qui n'étaient probablement que les glandes mésentériques engorgées. Ces tumeurs devenaient douloureuses par la pression. La rétroversion persistait, mais elle avait diminué; il y avait aussi moins de gonflement et moins de sensibilité, point de trace d'ulcération. L'état de la malade était déplorable et voisin de la consomption. On crut pouvoir essayer l'usage de l'eau de Selters, à l'entrée de l'été, mais deux choses manquaient pour qu'il en résultât quelque bien, l'air de la campagne et l'exercice.

Le docteur Schmitt revoit cette malade au bout de six mois; elle disait sentir dans le vagin un corps étranger qui avait la forme d'une langue. Son état s'était considérablement amélioré; les accidents convulsifs et les tumeurs abdominales avaient disparu; la malade avait de l'appétit, et avait repris assez de force pour pouvoir rester levée pendant plusieurs heures et pouvoir faire le tour de sa chambre. Les règles étaient bien régulières; elle perdait un peu en blanc, mais l'écoulement n'était pas abondant, n'avait pas de mauvaise odeur; seulement, parfois, il déterminait un peu d'irritation et était puriforme; ventre mou; un peu de sensibilité à l'hypogastre seulement; l'utérus a repris sa situation normale, quant à la direction, mais il paraît encore un peu bas; son volume est bien moindre, sa consistance et sa forme sont tout à fait naturelles. Les lèvres du museau de tanche offrent encore un peu de gonflement et de sensibilité quand on les touche. Le mucus vaginal est tout à fait transparent; le côté gauche de l'hypogastre était parfaitement libre et insensible, mais le droit était occupé par une tumeur lobulée, et qui offrait deux divisions transversales, en approchant de la matrice dont elle ne paraissait pas une dépendance. L'auteur croit que cette tumeur est due à un engorgement scrofuleux des glandes du bassin. Cette opinion se trouve corroborée par l'état des glandes du membre inférieur correspondant. La tumeur que la malade avait rencontrée en se touchant elle-même ne pouvait être que la lèvre antérieure de l'orifice utérin.

Cette malade ne pouvait supporter l'usage des médicaments internes, par conséquent on était dans la nécessité de se borner à l'emploi des agents externes: ainsi, la constipation fut combattue par des lavements qui, en général, déterminaient l'expulsion de selles dures rendues avec effort et avec douleur. On ajouta à ces moyens simples des injections par le vagin avec une décoction de ciguë, et l'application d'une éponge recouverte de taffetas ou de linge fin, pour empêcher l'antéversion.

L'été suivant fut passé à la campagne et procura une amélioration considérable, qui se soutint pendant l'hiver suivant: elle se plaignit seulement de douleurs dans les membres, que l'auteur qualifie de goutteuses, qui se continuèrent pendant la belle saison, parce que la malade vécut dans une habitation humide. Les douleurs, qu'elle appelait des *crampes*, furent éprouvées de nouveau dans le bassin et les membres inférieurs, et la leucorrhée revint. La matière de l'écoulement conservait cependant sa transparence, seulement elle prenait parfois une teinte jaunâtre. Le coït était douloureux; les règles, irrégulières, s'arrêtaient tout à coup, et la malade alors éprouvait de fortes douleurs de tête. Enfin, l'estomac se prit et l'amaigrissement augmenta. Le docteur examina de nouveau la région hypogastrique droite, et fut très-surpris de ne pas y rencontrer la moindre trace de l'engorgement glanduleux qu'il y avait trouvé auparavant. L'utérus était encore situé un peu bas et un peu plus volumineux qu'en santé; l'inclinaison en arrière n'avait pas encore complétement disparu non plus. La lèvre antérieure de l'orifice utérin était petite, comme déchiquetée ; la postérieure était allongée, renversée en arrière, sans être dure, ni douloureuse; la partie postérieure du corps de l'utérus seule était sensible à la pression. La maladie scrofuleuse (ou plutôt tuberculeuse) avait changé de caractère et paraissait s'être transformée en une affection goutteuse. Il est digne de remarque qu'à partir du moment où la malade commença à souffrir de l'estomac, l'amaigrissement ne se fit apercevoir qu'aux hanches et aux membres inférieurs, tandis que la partie supérieure du tronc conserva son embonpoint. (Guillaume-Joseph Schmitt; Vienne, 1820.)

RÉSUMÉ DES SYMPTOMES.

Les symptômes que l'on remarque sont, pour les organes voisins, tous ceux que l'on peut s'imaginer résultant de la compression de la vessie et du rectum; plus, la sensation de l'organe déplacé, quelquefois perçue par le malade, et qui peut être rendue plus ou moins sensible à l'observateur par l'examen des parties.

Pour le vagin, c'est à la fois une altération apportée à sa situation et à sa forme; car ses parois sont entraînées par l'utérus, fuient devant lui, ou, après avoir résisté, finissent par se rompre.

Pour l'organe déplacé, s'il éprouve un changement *variable dans sa situation,* dans son volume, dans ses rapports et dans ses fonctions, soit dans l'état de vacuité ou de grossesse : puis ce sont des douleurs dans l'utérus et ses annexes sur le trajet des ligaments.

Pour compléter ce tableau, nous parlerons de la réaction qui s'opère sur les systèmes gastro-pulmonaire, nerveux, circulatoire, et des accidents de péritonite qui entraînent la malade au tombeau.

DIAGNOSTIC.

Nous disons que le diagnostic de cette maladie est ordinairement facile; car, d'après les symptômes que nous avons énumérés à l'instant, tout repose sur des symptômes de compression d'une part sur les organes environnants, et de l'autre en des signes de déplacement qu'on ne peut constater qu'avec le doigt dans le vagin et dans le rectum.

Pourquoi les erreurs sont-elles donc si fréquentes? C'est que l'on s'arrête trop aux signes qui frappent les premiers, soit du côté des voies digestives ou urinaires; et l'on ne saurait trop suivre l'exemple de M. Husson, dont j'ai été interne, qui, dans tous les cas où il y a quelques symptômes inflammatoires ou autres de ces côtés, touche de suite la malade.

Je vais donc indiquer comment on peut être induit en erreur dans certains cas. On peut prendre la rétroversion pour une autre maladie, ou bien une autre maladie pour la rétroversion. Ce qui est plus rare, dans les cas où l'on peut prendre la rétroversion pour une autre maladie, c'est que l'on s'en est laissé imposer par les signes rationnels ou les signes sensibles. Je vais d'abord montrer les écueils pour les signes rationnels; ils sont locaux pour la région hypogastrique, ou généraux comme résultant de la réaction sur l'organisme.

Les signes locaux qui peuvent tromper viennent de la vessie, du rectum, du vagin, de l'utérus.

Des signes rationnels.

Vessie. — Ainsi, du côté de la vessie, le cours des urines peut ne pas être arrêté, et l'absence de ce symptôme peut faire croire, malgré les autres, qu'*il n'y a pas rétroversion.* Et cela peut arriver par deux causes : 1° parce que le col de l'utérus, oblique à droite ou à gauche, ne correspond pas au col vésical (obs. suivante 30; Martin, obs. 2); ou bien 2° parce que la maladie, arrivée à un état plus avancé dans l'utérus, vide, s'est précipitée dans l'excavation, qu'il y a rétroflexion et que le col regarde en bas, quelquefois même au centre du vagin (observation citée n° 29). S'il y a obstacle au cours des urines, que la maladie ait été reconnue et la matrice réduite, l'on peut supposer qu'il y a maladie de la vessie, qui ne se vide pas, accident très-commun après la réduction. C'est encore une erreur, car la maladie peut s'être reproduite depuis par l'accumulation des urines dans la vessie (obs. citée n° 6). Enfin, s'arrêtant à un examen superficiel, on croit qu'il y a un rétrécissement du canal de l'urèthre, ou bien une paralysie de vessie, si la malade urine par regorgement. La malade peut même rendre des graviers; l'on peut croire à la pierre (obs. Ch. Fournier). Enfin, quelquefois la tumeur énorme que forme le liquide, remontant même au-dessus de l'ombilic (obs. citées 2 et 24), permet de sentir une fluctuation dans le ventre, qu'on peut prendre pour une ascite.

Rectum. — La constipation est indiquée comme un des signes caractéristiques; lorsqu'elle manque, on se laisse facilement aller à l'idée qu'il n'y a pas rétroversion, quoique la malade ait quelque difficulté à uriner. Cela dépend, de même qu'à la vessie, de deux causes variables: 1° de ce que le bas-fond est incliné à droite, ce qui est encore assez commun, et alors le rectum n'est pas comprimé (observation citée 16); 2° dans d'autres cas, de ce que l'utérus, dans l'état de vacuité, est entièrement précipité dans l'excavation du bassin élargie par la concavité du sacrum. Alors le cul-de-sac du rectum n'est qu'un peu aplati, le col de la vessie est libre. C'est un des cas les plus difficiles pour la sagacité du chirurgien; mais, dans la plupart des cas, c'est plutôt par la difficulté à la défécation que l'on est induit en erreur, et l'on prend cela pour une maladie du tube digestif, surtout lorsque le malade a des dégoûts, inappétence, etc.

Vagin. — Ces signes rationnels, du côté du vagin, peuvent offrir une source d'erreur. La femme est enceinte, elle est tombée, il y a une légère hémorrhagie; elle a la sensation d'un corps qui s'engage dans le vagin : si vous ne touchez pas, vous pouvez croire à un avortement prochain, à une fausse couche.

Utérus. — L'utérus peut fournir des signes rationnels tels, que l'on croit avoir affaire à une hémorrhagie, à un avortement simple, ou bien aux accidents qui suivent naturellement la délivrance.

Ce qui peut donner à supposer une hémorrhagie seule, c'est qu'elle peut succéder à la rétroversion, quelquefois la précéder. Le symptôme qui frappe le plus est la perte de sang, qui paraît demander les secours les plus empressés; la rétroversion reste ignorée.

Si la rétroversion précède l'hémorrhagie, 1° elle peut se présenter sur une femme dont l'utérus est dans l'état de vacuité. La position dans laquelle se trouve la femme éloigne de l'idée d'un avortement, et l'on peut être préoccupé des symptômes seuls de l'hémorrhagie. Cette méprise a été commise par deux médecins sur une femme qui plus tard a réclamé les soins de Brunninghausen; fait rapporté par lui dans le journal de Siebold (année 1819). C'est au toucher à rectifier l'erreur. 2° Elle peut se rencontrer sur une femme enceinte : alors ce n'est plus seulement l'hémorrhagie qui devient une cause d'erreur de diagnostic, mais ce sont encore les symptômes d'avortement.

Enfin, dans des cas encore plus compliqués, l'hémorrhagie existe, les symptômes d'avortement se déclarent, rien n'a été négligé pour éloigner les causes d'erreur; on a touché la malade; le col est à sa place au centre du vagin; l'avortement est certain, il a lieu: le diagnostic est justifié; et cependant il peut exister une rétroversion, causée par les contractions musculaires dans l'avortement. Des praticiens préoccupés attribuent les accidents consécutifs à la fausse couche; de plus habiles, comme M. Martin, reconnaissent le déplacement de l'utérus (obs. citée n° 10).

Lorsque, aux douleurs que cause la délivrance, suit la joie d'une mère, l'accoucheur peut considérer sa tâche comme remplie, et s'il arrive quelques accidents après, on peut les mettre sur le compte des couches; il est donc bon de savoir que la rétroversion peut avoir lieu même pendant la délivrance (obs. suivante 31). Pour les observations de renversement qui ont lieu quelques jours après les couches, l'on peut consulter l'observation citée n° 18 de ma thèse; celle de Vermandois, Schmitt, obs. 5.

Signes rationnels généraux. — Quand on voit la malade arrivant dans les dernières périodes qu'a provoquées la rétroversion, souvent on n'a que le choix entre une erreur: c'est une péritonite (observ. suiv. 32), c'est un épuisement causé par une maladie des voies digestives (Bazin, fin de l'obs. citée 20), ou bien l'on peut croire à une catalepsie, si l'on ignore ce qui a précédé (obs. citée 29).

Signes sensibles. — Enfin, les erreurs peuvent devenir encore plus fatales, parce que nos sens nous trompent.

Vessie. — La difficulté que l'on éprouve à pratiquer le cathétérisme nous opiniâtre à croire à une rétention d'urine. Le corps mou (le col de l'utérus) nous porte à croire que tous les accidents proviennent du corps que nous sentons dans la vessie.

Rectum. — Ou bien dans le rectum, nous supposons que c'est une de ses affections cancéreuses si fréquentes, nous y sentons la tumeur, le rétrécissement, ou bien la femme va accoucher, c'est la tête qui s'engage dans l'excavation, on la sent si l'utérus est engorgé, la tumeur en a le volume.

Vagin. — Pour le vagin, même erreur : c'est une tumeur, c'est la tête de l'enfant ; poussez votre doigt en avant de la symphyse, peut-être vous sentirez le col. Si elle s'avance dans le vagin, examinez longtemps avant d'agir, sous peine de tirer dessus pour en faire l'extraction, comme on le verra dans l'observation suivante (n° 30).

Utérus. — Peut-on recommander trop de précaution pour que le toucher ne vous trompe pas, quand un praticien comme M. Martin vous dit qu'il a pris l'utérus lui-même pour le col volumineux et tuméfié (obs. citée n° 3)? Ou bien on reconnaît à la légère la présence de l'utérus volumineux, et l'on croit à une grossesse simple, par suite de la liaison établie avec les signes rationnels qui donnent à la supposer (obs. citée 5).

Maladies prises pour rétroversion. — Les cas dans lesquels l'on a pris d'autres maladies pour la rétroversion, quoique assez nombreux, n'ont pas eu ordinairement de conséquences graves. On a pu les confondre avec des encéphalocystes développés entre l'utérus et le vagin (Bellanger, *Revue médicale,* 1824; Lallemand, *ibid.,* t. 2, 1824); enfin avec des squirrhes de l'ovaire et des grossesses extra-utérines (obs. 33).

OBSERVATION XXXI.

Rétroversion prise pour tête du fœtus.

Une bourgeoise qui n'était plus jeune, mais qui était habituellement bien portante, forte, et qui avait de l'embonpoint, avait eu onze couches heureuses, se croyait de nouveau enceinte, et pensait être au troisième mois de sa grossesse. Après une promenade un peu longue, elle fut prise de fortes douleurs qui s'accompagnèrent d'hémorrhagies, et autres signes d'un avortement. Une sage-femme fut appelée, qui, ayant rencontré un corps arrondi dans le vagin, eut la maladresse de le prendre pour la tête d'un enfant! Elle le saisit, tira dessus sans pouvoir l'amener au dehors. Plus tard, le médecin de la maison, qui était aussi accoucheur, fut appelé: il ne reconnut point la nature de la tumeur qui occupait le vagin; mais il laissa à la nature le temps de compléter l'avortement. Après cela, les lochies coulèrent pendant quelque temps, et la femme essaya de se remettre sur pied. Elle n'y fut pas plutôt qu'elle éprouva un sentiment de pesanteur dans la partie postérieure du bassin, avec un tiraillement comme si quelque chose eût descendu; elle ressentit en outre une espèce de distension douloureuse dans le flanc droit : ce n'était pas la première fois qu'elle éprouvait cette dernière sensation; mais elle ne s'était jamais aussi fortement fait sentir. Il y avait de la constipation, et les matières ne sortaient qu'avec une très-grande difficulté. Le docteur Schmitt fut appelé dix jours après la fausse couche; il trouva l'utérus courbé comme une retorte. Le col en était mou, un peu allongé et aminci, résultat des tiraillements auxquels il a été soumis; l'orifice utérin était dans l'état normal, et situé contre l'arcade pubienne, tandis que le corps de l'utérus, présentant la consistance d'une masse charnue, se trouvait enfoncé dans la cavité pelvienne, et en contact avec le rectum. Comme l'émission de l'urine était libre et l'utérus très-sensible, le docteur Schmitt ne fit aucune tentative de réduction; il se contenta de recommander le coucher latéral, et même de se tenir sur le ventre ou en pronation le plus souvent possible, et d'éviter les efforts pendant la défécation. Dès que la sensibilité de la matrice aurait cessé, il conseilla au médecin ordinaire d'introduire deux doigts dans le vagin, et de faire tous les jours quelques légères tentatives de réduction, afin d'aider les efforts de la nature; ce ne fut qu'après quarante-deux jours de l'emploi de ces moyens que la réduction fut complète. Dès que la malade, après être restée quelques jours sur le côté et sur le ventre, se sentit mieux, elle quitta le lit, ce qui, nécessairement, retarda sa guérison. Afin de prévenir une rechute, le médecin ordinaire prescrivit l'application d'un pessaire à tige (le pessaire de Heller); mais la malade ne put le souffrir que pendant deux jours. Il prescrivit des injections avec une décoction d'écorce de chêne, qui produisirent un bon effet; les règles reparurent bientôt, et peu après survint une grossesse qui se termina très heureusement. Cette femme est accouchée deux fois encore, la dernière de deux jumeaux, et cela sans accidents. (G. Schmitt; Vienne, 1820.)

OBSERVATION XXXII.

Rétroversion pendant la délivrance.

(12ᵉ obs.) Madame Toquet, de la Guillotière, âgée de trente-quatre ans, avait fait trois enfants, et éprouvé un avortement. Enceinte pour la cinquième fois, elle était arrivée au troisième mois de la gestation, lorsqu'elle apprit la mort d'un de ses fils. Cette nouvelle lui causa une défaillance subite, suivie bientôt d'une leucorrhée très-abondante, avec des douleurs dans les reins qui persistèrent jusqu'au cinquième mois. Alors la leucorrhée se colora en rouge. Le 18 novembre 1817, à six mois et dix jours de grossesse, la matrice expulsa subitement un fœtus desséché, sans odeur fétide, ayant tout au plus le volume d'un embryon de trois mois. Immédiatement après l'accouchement, en opérant la délivrance, je reconnus dans le corps de la matrice un engorgement volumineux et dur, qui donna lieu à la rétroversion de cet organe, au moment où j'amenai le placenta. J'y remédiai sur-le-champ en relevant le fond de l'utérus. L'engorgement diminua beaucoup pendant les deux mois qui suivirent, et quatre mois après, ayant touché la malade, je n'en trouvai plus de traces. Le repos du lit, qui fut gardé pendant longtemps, contribua beaucoup, sans doute, à prévenir la récidive du déplacement. (Martin, de Lyon.)

OBSERVATION XXXIII.

Rétroversion prise pour une péritonite; mort.

Une femme, âgée de vingt-six ans, d'un embonpoint et d'une force remarquables, mariée depuis quelques mois seulement, occupée à des travaux pénibles, éprouvait depuis quelque temps des douleurs dans les lombes et dans l'hypogastre, quelquefois de la constipation et de la douleur en urinant; lorsque le 14 mars 1813, ayant sur le dos un sac d'un poids assez considérable, elle fit une chute. Dans le même moment, douleur vive à l'hypogastre, avec un sentiment de déchirement dans les lombes : elle fut conduite chez elle. Depuis ce temps jusqu'au 17 du même mois, qu'on l'amena à l'hôpital, elle avait beaucoup souffert : constipation opiniâtre, impossibilité de rendre les urines, sentiment d'un poids insupportable au fondement, fièvre continue. Un des médecins de l'hôpital, M. Braoüa, dont je me rappelle avec plaisir les attentions et les soins, me fit part le jour même de l'état de cette malade. Curieux de l'observer moi-même, je me rendis à l'hôpital, où je la trouvai dans l'état suivant : elle avait toujours été parfaitement réglée jusqu'en janvier ; et ayant cessé de l'être depuis cette époque, elle croyait être enceinte du même temps à peu près. Interrogée sur les circonstances qui avaient précédé et suivi sa chute, je n'obtins que ce que l'on m'avait communiqué. Je pris l'état présent de la malade.

Le ventre généralement douloureux, surtout à sa partie inférieure, tendu, rénitent; douleur atroce au fondement et vers le pubis; impossibilité de rendre les excréments et les urines; sentiment de chaleur interne et cuissons douloureuses dans l'intérieur des parties génitales, avec gonflement considérable des grandes lèvres et des environs de la vulve; le pouls vif, fréquent, très-serré; la chaleur de la peau très-intense; la respiration fréquente et pénible; la face animée, la langue assez humide; soif vive, nausées fréquentes sans vomissement; douleurs aiguës avec sentiment de tiraillement à la partie postérieure des deux membres abdominaux. Tous ces symptômes réunis me firent croire à une péritonite très-aiguë; cependant, je ne pus me rendre compte de ce qui avait pu amener l'état dans lequel j'avais trouvé les parties génitales (plusieurs bains, vingt sangsues sur l'abdomen, fomentations émollientes, boissons adoucissantes). Le soir, je revis la malade avec le médecin. Elle avait pris deux bains; les douleurs du ventre étaient un peu calmées, mais il était toujours tendu; les lavements n'avaient pu passer; du reste, même état que le matin : le gonflement du ventre et sa sensibilité ne permettant pas qu'on pût le palper pour s'assurer du volume de la vessie, on voulut introduire une algalie; les parties génitales externes étaient dans un tel état d'inflammation et d'engorgement, qu'on eut beaucoup de peine à trouver l'orifice de l'urèthre : on y parvint pourtant; mais quelle que fût la direction que l'on fit prendre à l'algalie, on ne put l'introduire. On voulut toucher; les douleurs que la femme éprouvait à chaque tentative étaient si atroces, qu'on fut obligé d'y renoncer (plusieurs bains, douze sangsues aux environs de la vulve).

Le 18 au matin, la malade se trouvait à peu près dans le même état que la veille au soir, le pouls seulement moins vif; elle avait éprouvé quelques hoquets dans la nuit, point d'excrétion d'urine, point de selles. Craignant une rétention de ce liquide, on voulut la sonder de nouveau : mêmes difficultés; seulement on put introduire l'extrémité de l'index dans le vagin, et on sentit à peu de profondeur un corps dur et résistant, dont on ne put préciser ni le volume ni l'étendue, en raison du gonflement extrême des parties. On crut à une chute de matrice. Comment y remédier dans l'état où se trouvait cette femme? (Même traitement.) Le 19, grands changements : le ventre, quoique très-douloureux encore, se laisse palper plus aisément : on croit sentir de la fluctuation; le pouls lent, concentré, petit, faible, la face très-altérée, les yeux ternes et enfoncés; la malade peut à peine parler; point de selle, point d'excrétion d'urine; nul changement dans les parties de la génération. On soupçonna l'épanchement, et on perdit tout espoir; en effet, pendant la journée, les symptômes s'aggravèrent, et elle expira sur les cinq heures du soir.

On trouva, à l'ouverture du cadavre, le péritoine rouge et enflammé dans tous ses points, surtout en bas, vers la vessie et le rectum; il y avait à peu près deux pintes d'un liquide séro-sanguinolent épanché; la vessie volumineuse, au point de dépasser le rebord du pubis; elle ne contenait pas plus d'une pinte d'urine; l'utérus remplissant en entier toute l'excavation, de telle manière que son fond répondait à la concavité du sacrum, et son col, vers la partie moyenne du pubis, pressant fortement le col de la vessie, qui parut enflammé : ce viscère était tellement enclavé, qu'il fut impossible de pouvoir le déplacer en introduisant le doigt au pourtour de l'excavation, qui était très-prononcée; le détroit supérieur avait à peu près les dimensions ordinaires. Il fallut introduire la main dans le vagin pour soulever le fond de ce viscère, tandis qu'on pressait en haut sur le col, pour en opérer le déplacement; la partie supérieure du rectum et l'S du colon étaient remplies de matières fécales très-dures; la matrice contenait un fœtus dont le volume nous parut coïncider avec ce que nous avait dit la mère. (Thèse de Charles-Alexandre Gougis, de Nogent-le-Rotrou, n° 26; 1817.)

OBSERVATION XXXIV.

Grossesse extra-utérine et pelvienne prise pour une rétroversion de la matrice au troisième ou quatrième mois de la grossesse, etc.; ponction de l'organe avec un trois-quarts recourbé; impossibilité de réduire; deux jours après on extrait un avorton par le rectum; mort.

« Je fus appelé, dit M. Capuron, il y a près d'une quinzaine d'années, par le docteur Grésily, sur le quai Saint-Bernard, chez l'épouse d'un restaurateur, où je rencontrai le docteur Londe, actuellement l'un des honorables membres de cette compagnie. On m'apprit que cette femme était enceinte de trois mois et demi à quatre mois, et qu'au commencement de sa grossesse elle avait fait un voyage assez long sur une charrette ou voiture assez mal suspendue, dont le rude cahotement l'avait beaucoup fatiguée. On ajouta qu'il en était résulté une courbature générale et une péritonite aiguë, qui avait passé à l'état chronique, et causait encore des douleurs vagues et assez intenses dans plusieurs points de l'abdomen. En la visitant, je trouvai le ventre, les lombes et les membres inférieurs gonflés, infiltrés. La cavité du petit bassin, au-dessous de la saillie sacro-vertébrale, était occupée par une tumeur volumineuse, arrondie, molle, où l'on distinguait le ballottement d'un corps qu'on ne pouvait prendre que pour un fœtus. Le col de l'utérus était relevé si haut derrière la symphyse des pubis, qu'il était presque inaccessible; il avait la forme d'un petit entonnoir, où, malgré la longueur de mon doigt, je ne pus en introduire que l'extrémité de la dernière phalange. A ces signes, je crus reconnaître fort distinctement la rétroversion de l'utérus. D'ailleurs, la suppression presque complète de l'urine et l'absence de l'excrétion alvine me confirmaient dans cette opinion. Je fis quelques légères tentatives de réduction en donnant à la femme différentes positions indiquées par les auteurs, mais elles furent infructueuses.

«Alors, comme le cas était grave et urgent, nous appelâmes à notre aide les praticiens les plus renommés de la capitale. Bientôt arrivèrent Dupuytren, le prince des chirurgiens; le docteur Lisfranc, son élève et son émule; Antoine Dubois, le Nestor des accoucheurs; et Maygrier, ancien professeur d'accouchement; le professeur Deneux, les docteurs Evrat, Moreau, Danyau, qui avaient aussi été convoqués, ne purent venir nous éclairer de leurs lumières. Tous les autres, après avoir visité la femme, furent du même avis que moi. Ils tentèrent en vain de réduire l'utérus, et finirent par proposer la ponction de cet organe, laquelle fut exécutée par Maygrier au moyen d'un trois-quarts recourbé. Il ne sortit par la canule qu'une matière peu liquide, d'un jaune verdâtre, presque sans odeur. La réduction ne fut pas plus facile après qu'avant l'opération. Nos insuccès et l'état désespéré de la malade la firent abandonner à son malheureux sort; mais nous persistâmes encore dans notre opinion et dans notre erreur pendant deux ou trois jours. Nos yeux ne se dessillèrent et notre aveuglement ne se dissipa que lorsque la malade, presque à l'agonie, me fit encore appeler à cause d'un sentiment de pesanteur et de douleur qu'elle éprouvait au fondement. Nous reconnûmes alors que la tumeur intra-pelvienne avait changé de place, et que le fœtus qu'elle renfermait s'était frayé une route insolite à travers le colon jusqu'à la portion du rectum qui répondait au vagin. Cet avorton sortit ou fut extrait quelque temps après, et la mère ne tarda pas à succomber.

« A l'autopsie, qui fut faite par le docteur Lisfranc, en présence des docteurs Londe, Grésily, Maygrier, Boisseau et moi, on trouva l'abdomen rempli de pus mêlé de flocons albumineux : c'était le résultat de la péritonite, compagne de la rétroversion utérine. A l'entrée du petit bassin et un peu au-dessus de la saillie sacro-vertébrale était une tumeur d'un gris jaunâtre, transversalement oblique, ovale, cylindrique au milieu et obtuse à ses extrémités, de la grosseur des deux poings et très-adhérente à la partie inférieure de la colonne rachidienne. En l'ouvrant par une incision cruciale, il fut facile d'en apercevoir la surface interne, chagrinée, raboteuse et tapissée d'une matière semblable à celle qui était sortie par la canule du trois-quarts, dont on reconnut encore la marque ou la piqûre. Cette surface présentait aussi à son extrémité gauche une ouverture parfaitement ronde, de 1 pouce et demi de diamètre, qui communiquait avec le colon, et par laquelle le fœtus était sorti de ce kyste ou de cette matière accidentelle pour s'acheminer le long du rectum vers le fondement. L'utérus fut trouvé derrière et au haut de la symphyse pubienne sous la vessie; le corps en était allongé, aplati et un peu mou, le col arrondi et terminé par un orifice ouvert ou dilaté en forme d'entonnoir, comme nous l'avons dit plus haut. Quant aux trompes et aux ovaires, il n'y en avait que des traces ou apparences incertaines. Ces recherches nécroscopiques ne firent que confirmer l'existence d'une grossesse extra-utérine et pelvienne que tout un congrès assez nombreux de médecins, de chirurgiens et d'accoucheurs avaient méconnue et prise pour une rétroversion de l'utérus. Je n'ai donc pas avancé sans motif que le diagnostic de cette dernière maladie n'était pas aussi facile en pratique qu'en théorie et dans les livres.» (Observation recueillie par M. Capuron, et publiée à la suite d'un rapport sur un fait de M. Gérard, *Bulletin de l'Académie de médecine*, 1841, t. VI, p. 502.)

RÉSUMÉ DU DIAGNOSTIC.

Nous conclurons de ces faits que chaque signe pris isolément peut être sans importance, qu'ils n'acquièrent de la valeur qu'en se groupant, que les signes les plus caractéristiques sont la réunion de la difficulté d'uriner jointe à celle de rendre les matières fécales. Les signes sensibles indiquent le déplacement de l'utérus : 1° par la direction du col plus ou moins en avant, quelquefois susceptible d'être repoussé de derrière la symphyse, ce qui permet à l'urine de s'écouler; 2° par la présence d'une tumeur placée entre le vagin et le rectum, saillante dans leurs deux cavités.

PRONOSTIC.

Le pronostic de la rétroversion varie dans l'état de vacuité ou de grossesse; d'une manière générale, l'on peut dire que cette maladie est beaucoup moins grave dans le premier cas.

Ordinairement le peu de volume de l'organe fait que les symptômes acquièrent moins promptement des caractères alarmants, et l'art a plus de temps pour ménager ses ressources.

Mais encore, dans l'état de vacuité, il se présente une foule de nuances dans les dangers de cette maladie; d'une manière générale celle qui se fait lentement et souvent malgré tous les efforts de l'art, est plus grave que celle qui a lieu subitement malgré ses caractères alarmants et effrayants; mais leur gravité est en rapport surtout avec la nature de leurs causes.

Rapports. — Cette rétroversion dépendante de la réplétion des organes environnants est peu grave; il suffit souvent d'évacuer les organes pour que la maladie guérisse comme d'elle-même (obs. citée, 4 à la fin, et 5). Quand cela dépend d'une action brusque, d'un effort, quel qu'en soit la nature, cela est plus grave; mais encore l'art est-il très-puissant. Dans le cas de vice de conformation de la vessie (dans l'extrophie, où la rétroversion est presque constante) (obs. citée 19) ou du vagin, le plus souvent le mal est incurable.

Utérus. — Celles qui reconnaissent pour cause une action dépendant seule de l'utérus sont des plus graves, parce que la rétroversion succède ordinairement à un engorgement de l'utérus, dont la cause peut être difficile à apprécier et encore plus à combattre; enfin, si c'est dans l'utérus vide à la suite de la parturition, l'on a dû redouter les conséquences d'une inflammation qui peut précéder ou suivre des tentatives de réduction; mais incomparablement c'est dans l'état de grossesse que les accidents sont le plus effrayants par l'étranglement des parties dans le bassin et par l'énergie des secours pressants qu'elle demande à la chirurgie, même aux risques et périls de l'enfant et de la mère. Dans le cas de rétroversion brusque, le déplacement de l'utérus éveille le plus souvent ses contractions utérines, et celles-ci l'avortement. Bien que cet accident soit fâcheux, cependant il rend le pronostic moins grave relativement à la malade. Car autrement, l'utérus comprimé s'étrangle, devient quelquefois plus volumineux, la réduction impossible, et la mort certaine.

La rétroversion lente, dans la grossesse, le contraire

de celle observée dans l'état de vacuité, est moins grave que subite, et cette dernière présente encore des nuances dépendant du volume plus ou moins considérable que l'époque de la grossesse a donné à l'utérus.

Cependant, nous dirons, malgré la gravité de ce déplacement, que l'utérus rétroversé est susceptible, comme un os luxé, de se réduire de même dans l'état de vacuité, et, ce qui surprendra davantage, dans l'état de grossesse, même à trois mois : nous citerons, à l'appui de ce dernier fait, une observation très-curieuse de M. Paul Dubois, qui m'a été communiquée par mon compétiteur M. Depaul.

OBSERVATION XXXV.

Rétroversion de l'utérus vers le troisième mois de la grossesse ; retour subit de l'utérus à sa position normale ; guérison.

(1840, salle du Rosaire, n° 9) Lefèvre (Félicité), trente-deux ans, lingère, de bonne constitution, de petite stature, aux formes assez grêles, est mariée depuis quatorze mois. Elle s'est toujours bien portée avant son mariage et jusqu'à sa première grossesse, qui commença au mois de mars de cette année : alors il lui survint des nausées, des vomissements, de l'anorexie, de la constipation, de la courbature, et trois mois après elle fit une fausse couche. Elle se rétablit promptement, mais à la fin d'août des accidents semblables à ceux de la première grossesse se montrèrent, les règles manquèrent une première fois, puis une seconde, puis une troisième, de sorte qu'il fut probable qu'une deuxième grossesse avait commencé au mois d'août.

Vers la fin d'octobre, un accident arriva pendant que la dame Lefèvre montait un seau d'eau dans un escalier; elle sentit tout à coup une douleur vive dans le bassin et fut obligée de quitter le fardeau qu'elle portait. La douleur continua et obligea la malade à se mettre au lit dès le lendemain. Il survint alors un sentiment de pesanteur au rectum, une constipation opiniâtre, des envies fréquentes d'uriner et des tiraillements dans les reins, les aines et les cuisses.

Lors de son entrée à l'hôpital, qui eut lieu le 2 novembre 1840, la malade accusait les mêmes douleurs et n'avait point de fièvre. On reconnut par le toucher vaginal que le col utérin était mou, un peu abaissé, et que son orifice regardait directement en bas au lieu d'être dirigé en arrière. Lorsqu'on suivait avec la pulpe du doigt les faces antérieure et postérieure du col, en montant vers le corps de l'organe, on ne trouvait en avant rien qui ressemblât au corps de l'utérus, rien de résistant, et le doigt arrivait facilement jusqu'à la paroi abdominale sus-pubienne, où on en sentait distinctement l'extrémité avec l'autre main appliquée sur l'hypogastre; mais en arrière on trouvait, à 2 centimètres plus haut que le museau de tanche, une surface lisse, convexe, dure, régulière, continue avec la surface postérieure du col de l'utérus, et paraissant appartenir à un corps globuleux plus gros que le poing.

Le toucher par le rectum donnait des notions encore plus précises. A 4 centimètres environ au-dessus de l'orifice anal on reconnaissait très-distinctement une tumeur comprimant le rectum d'avant en arrière, en le refoulant dans la concavité du sacrum. La surface muqueuse de l'intestin ne présentait rien d'anormal. Le doigt pouvait parcourir une assez grande étendue de la surface de la tumeur, de manière à en apprécier le volume, qui paraissait être au moins celui du poing; mais on ne pouvait lui imprimer le moindre mouvement; de sorte qu'elle semblait fortement enclavée dans l'excavation pelvienne : on en trouvait, comme par le vagin, la surface lisse, régulière et très-résistante.

En palpant et déprimant avec soin la région hypogastrique, les doigts plongeaient dans la cavité du bassin sans rencontrer aucun corps dur.

Dans un tel état de choses, deux lésions parurent seules capables de rendre compte des symptômes : ou bien il y avait une production accidentelle développée dans la paroi postérieure de l'utérus; ou bien il y avait rétroversion du corps de l'utérus lui-même, distendu par un produit de conception de deux mois et demi à trois mois. D'après plusieurs considérations, l'âge, le peu d'altération des fonctions, de la santé en général, etc..., les probabilités parurent plus nombreuses en faveur de la dernière affection. On prescrivit en conséquence à la malade de se tenir, le plus souvent et le plus longtemps que faire se pourrait, couchée sur le ventre; on ordonna des lavements pour remédier à la constipation.

Il y avait environ trois semaines qu'elle suivait ce simple traitement, lorsqu'en se levant pour descendre de son lit, elle éprouva *subitement une douleur* donnant la sensation de quelque chose qui se déplace dans le bas-ventre. La malade fut examinée le lendemain : la scène avait totalement changé. Le col de l'utérus était à sa place et dans sa direction normale, mais toujours mou, un peu court; le doigt promené en avant et en arrière de lui arrivait facilement sur le corps de l'organe qui faisait un relief *égal* sur chacune des deux faces. Par le rectum on sentait encore une tumeur, mais elle était plus *élevée,* ne comprimait presque plus l'intestin, et surtout était devenue *mobile,* de manière que l'on pouvait aisément la faire ballotter entre le doigt introduit dans le rectum et la main appliquée à l'hypogastre. Dans cette dernière région on trouvait, en palpant, une tumeur profonde donnant toutefois au toucher la sensation du corps de l'utérus développé pendant les premiers mois de la grossesse.

Les envies fréquentes d'uriner, les tiraillements des reins et des aines, avaient disparu; les évacuations alvines étaient devenues faciles. La malade se sentait beaucoup mieux.

Le diagnostic parut aussi se confirmer. On pensa que l'utérus, qui était effectivement dans un état de rétroversion, avait repris tout à coup sa position normale, soit sous l'influence du décubitus à plat ventre, soit par suite de l'accroissement de l'organe distendu par un produit de conception, et qui, se trouvant de plus en plus à l'étroit dans la cavité pelvienne, a fini par en être chassé subitement. Il manque cependant une preuve à l'appui de la justesse du diagnostic : c'est l'observation des signes irrécusables de la grossesse; or, on n'a pu percevoir les bruits que révèle l'auscultation obstétricale : le ballottement n'a pas été cherché avec soin. On se propose de revoir la femme, qui a laissé son adresse.

Elle est sortie le 7 décembre 1840. Cette femme se présenta à la fin de mai à la Clinique pour y faire ses couches. Elle en sortit (le 11 juin) non encore accouchée, l'épidémie régnante ayant exigé le renvoi de toutes nos femmes.

TRAITEMENT.

La maladie une fois constatée, il est urgent de réduire la rétroversion de la matrice, et pour cela il y a deux indications précises à remplir :

1° Élargir les voies sur le passage de l'utérus, qui va reprendre sa place.

2° Agir physiquement sur l'utérus pour diminuer son volume et pour le déplacer.

Pour élargir les voies sur le passage de l'utérus se trouvent deux moyens : agir sur les organes contenus dans le bassin ou sur cette ceinture inamovible qui les contient.

Agir sur les organes contenus. — C'est un point de pratique de la plus haute importance; bien que la nature des accidents y pousse le chirurgien naturellement, nous dirons qu'il n'est pas toujours en son pouvoir de remplir cette indication, d'autant plus importante qu'elle suffit seule quelquefois pour que la réduction de l'utérus s'opère d'elle-même, que l'urine ou les matières fécales soient évacuées (observ. citées 4,5).

Vessie. — L'évacuation de la vessie peut se faire de deux manières : par des moyens simples ou par le cathétérisme.

Dans l'état de vacuité, et même chez les femmes enceintes, en les faisant changer seulement de position et prendre l'attitude verticale, le col se déplace et l'urine s'écoule. Chez d'autres, il suffit d'exercer une légère pression sur le ventre si la maladie a marché lentement. Enfin, en repoussant dans le vagin le col avec le doigt, on peut tirer 8 à 10 pintes d'urine dans l'état de vacuité (Brunninghausen), ou dans l'état de grossesse (Hunter).

Souvent l'évacuation est impossible, le col est inamovible : alors il faut pratiquer le cathétérisme. Ici se présentent deux difficultés : 1° de trouver le méat urinaire, qui, tiré en arrière, est caché dans les replis du vagin ; 2° le trouverait-on, il se présente une autre difficulté de pénétrer dans la vessie : par sa traction en arrière il est quelquefois comme replié sur lui-même. Quand cette disposition n'existerait pas, il est toujours plus ou moins courbé derrière la symphyse des pubis. Si une sonde de femme ne pénètre pas, prenez une sonde d'homme. Sa courbure souvent s'accommode à celle de l'urèthre déplacé; mais, dans quelques circonstances, il est de toute impossibilité de trouver le méat urinaire ou de pénétrer le moindre instrument, tant sa courbure est brusque et son calibre effacé en s'appliquant derrière la symphyse. Dans cette occurrence, que faire? La rupture est imminente. L'observation 25, de Lynne, vous montre ce que le courage du chirurgien doit tenter, et Sabatier vous le conseille (394, édit. année 1796). Faites une ponction à la vessie avec un trois-quarts; les inconvénients d'une ponction s'effacent devant la gravité des accidents qu'elle peut prévenir. Cependant, ici, il y a une question préalable: si c'est dans l'état de grossesse, l'urine une fois évacuée, l'utérus n'aura-t-il pas encore assez de volume pour ne pouvoir être réduit et avoir besoin d'être vidé? Si la vessie s'est distendue lentement, d'après l'observation de Kulme (2ᵉ obs. citée), la vessie prend une épaisseur proportionnelle à son volume, et par suite une résistance suffisante contre les efforts de la dilatation. Et dans les cas où la rétroversion est brusque, elle se rompt avant qu'elle ait pris un grand volume. C'est ici où la théorie n'a plus rien à apprendre, et où il faut avoir du génie chirurgical; car l'expérience n'a rien appris. Le précepte le plus général à donner est de pratiquer la ponction quand la dilatation est brusque et la distension manifeste, de crainte de rupture gangréneuse.

Rectum. — L'évacution du rectum offre les mêmes avantages et les mêmes difficultés que la vessie ; les injections répétées, les doux purgatifs, peuvent amener sa déplétion et son état de vacuité, la réduction comme spontanée de la rétroversion (obs. citée 5). A défaut de cathétérisme pour cet organe, les matières étant plus solides, il faut aller les extraire avec les doigts, avec des curettes, comme le préconise M. le professeur Moreau ; et peut-être après cela pourrez-vous réduire l'organe déplacé.

Bassin. — Enfin, pour élargir les voies sur le passage de l'utérus, Jahn, en Allemagne, en 1784, et plus tard, Purcelle et Gardien, ont proposé l'opération de la symphyséotomie; mais avant de choisir entre les ressources de tous les procédés inventés, soit celui sur les ligaments, de Sigault; soit celui sur l'os, d'un côté, de Desgranges, de Lyon, et de Siebold ; ou des deux côtés, de Catolica, apprécions dans quel but on se propose cette opération : de réduire l'utérus en sauvant la mère et l'enfant. Pour la mère, il est des moyens plus simples, plus certains, et surtout de moins dangereux pour elle, et qui, ayant été mis en usage, ont le mérite de compter des succès; mais ils compromettent la vie du fœtus. Convenez alors que vous ne ferez pas la symphyséotomie avant de vous être assuré de l'inutilité des autres moyens; et après toutes ces tentatives, devrez-vous compter que le fœtus jouisse encore de la vie? Votre opération est donc inutile, elle peut même être dangereuse en compromettant la vie de la mère sans assurer celle de l'enfant: aussi, restée à l'état de projet, n'a-t-elle jamais trouvé un chirurgien assez téméraire pour la tenter.

2° *Agir sur l'organe déplacé.* — Les moyens d'action employés sont de deux ordres : les uns, employés uniquement dans le but de replacer l'organe, sont des forces qui peuvent varier dans leur nature comme dans leur direction; les autres sont mis en usage dans l'intention de diminuer lentement ou promptement le volume de l'utérus.

Les forces employées pour changer la direction de l'utérus demandent certaines conditions pour être appliquées; d'abord la position de la malade.

1° Elle suffit dans l'état de vacuité (obs. citée 13), et quelquefois même dans l'état de grossesse, pour que, sans appliquer aucune force, les lois de la pesanteur s'exercent sur l'organe et le réduise, même très-promptement, du jour au lendemain (obs. suivante 35); mais, en général, dans l'état de vacuité, ce traitement convient pour les rétroversions qui se sont opérées lentement, et qui ne peuvent se réduire de même que par des moyens continus (quarante-deux jours; obs. citée 30; Schweighausen, Croft, Schmitt.)

2° La position vient aussi en aide aux autres moyens que l'on doit employer, et c'est pour cela que l'on a conseillé, pendant la réduction, de faire mettre la malade à la fois sur les genoux et les coudes pour relâcher à la fois les muscles du ventre, et laisser la matrice obéir aux lois de sa pesanteur. Des praticiens, comme M. le professeur Moreau, rejettent cette méthode, parce que, disent-il, dans les efforts de réduction, la malade éprouve une douleur incessante comparable à la pression du testicule, et elle tombe sur le lit; ils préfèrent coucher la malade sur le dos.

La position convenable donnée, il faut agir; et encore, par quelle voie, car les uns ont réduit par le *rectum*, d'autres par le *vagin*, ou à la fois par le *rectum* et par le *vagin*.

Par le vagin. — Lorsqu'on pratique cette méthode, on peut introduire un, deux doigts dans le vagin (observ. citée 10), ou même trois (observ. citée 8); cela suffit très-souvent dans l'état de vacuité, et surtout quand la rétroversion est incomplète; mais, dans l'état de réplétion, ce moyen n'est pas ordinairement assez puissant, et l'on est obligé d'introduire la main entièrement (obs. suivante 36).

La manière de pratiquer la réduction par le vagin est variable suivant le degré : quand le corps est tout à fait descendu entre le vagin et le rectum, et que la matrice est dans l'état de vacuité ou de réplétion, c'est un véritable taxis d'avant en arrière et de haut en bas, comme dans la réduction d'une hernie; par le rectum on achève de faire basculer l'organe. Mais dans les cas de vacuité ou de réplétion dans lesquels l'organe n'est pas descendu très-bas, alors les doigts, ou la main, en forme de crochet, décrivent une courbe à concavité antérieure, tendant ainsi à refouler l'utérus en haut et en avant.

Enfin, dans quelques cas, l'on doit combiner l'emploi des deux forces : en élevant l'utérus par le vagin, et en le refoulant en avant par le rectum. M. Moreau dit cette méthode impraticable ; je ne puis lui répondre que par des faits : donc j'en citerai un exemple (obs. suivante 37).

Rectum. — De la réduction par le rectum. — Cette méthode est aussi ancienne que celle par le vagin. Aétius parle le premier de ce moyen. On peut le faire avec deux doigts introduits dans le rectum ; on peut même l'avoir refoulé en haut préalablement (obs. citée n° 8). Quelquefois on trouve une très-grande résistance, surtout dans l'état de grossesse : alors il faut, à la place du doigt, employer des efforts plus puissants ; l'on peut introduire la main dans le rectum, comme Dussaussoy et Parent l'ont fait (obs. citée n° 4) ; et même ce dernier, dans le cas de difficulté à l'introduction, propose de couper le sphincter pour faciliter l'opération. Tous ces moyens ayant échoué, il faut employer des leviers plus résistants par leur longeur et leur résistance. Ils peuvent être droits, et consister en des espèces de spatules plus ou moins allongées et garnies, semblables à celles de MM. Martin (obs. 15) et Évrat (obs. suiv. 38), ou bien courbées, comme celle qui est figurée dans Ritcher (obs. suivante 39). L'avantage de cette méthode est d'agir directement sur la partie déplacée ; elle n'est applicable qu'au cas où il n'y a pas un commencement de rétrocession, autrement il faudrait préalablement opérer le refoulement par le vagin. La méthode par le rectum a un caractère spécial : c'est que l'on agit sur la paroi antérieure de l'intestin, en cherchant à imprimer à l'utérus un mouvement de bascule. La réduction par le vagin est la première qui se présente à l'esprit, mais elle n'est pas toujours aussi efficace que la méthode précédente; elle peut seconder merveilleusement celle par le rectum.

Je n'omettrai pas que l'on a aussi proposé dans l'état de vacuité d'opérer la réduction par les seuls efforts de la nature, par la grossesse.

Moyens mis en usage pour diminuer lentement ou promptement le volume de l'utérus.

Ces moyens lents sont de deux ordres, médicaux ou chirurgicaux. Les moyens médicaux se proposent de détruire les engorgements inflammatoires ou vasculaires. Schmitt a proposé et employé plusieurs fois avec succès les mercuriaux. Pour les seconds, c'est au chirurgien à apprécier la nature de l'engorgement vasculaire, qui peut être de nature phlegmasique ou par débilité. Toujours est-il qu'un traitement approprié réduit le volume de l'utérus, ce qui est annoncé dans l'état de phlegmasie par la perte de sensibilité et de volume ; et dans l'état d'engorgement vasculaire, par l'augmentation de résistance jointe à la diminution de volume : alors c'est le cas d'employer les moyens chirurgicaux quand la position seule n'a pas suffi.

Pour les moyens prompts de la chirurgie à désemplir l'utérus, ils ne tendent à rien moins qu'à tirer les eaux de l'amnios par la ponction de l'utérus, par le rectum ou par le vagin, ou bien à ouvrir l'utérus par l'opération césarienne.

Pour la ponction de l'utérus, l'opinion de Meisner et d'Eichhorn est que dans les premiers mois la quantité de liquide amniotique est très-peu considérable, et qu'on ne peut pas prétendre, par cette ponction, obtenir une grande diminution de l'organe. Cependant l'observation suivante de Viricel semble prouver le contraire. Serait-ce, comme le prétend ce dernier, par le stimulus apporté dans le déplacement de l'utérus ? C'est ce que nous ne dirons pas.

Mais dans l'état de grossesse de quatre à cinq mois, il n'en est plus de même, et cette méthode a compté des succès, soit qu'elle ait été pratiquée par le vagin ou par le rectum. Hunter est le premier qui l'ait proposée; elle a été exécutée avec succès par le vagin par Jourel, de Rouen (obs. suiv. 40), et par le rectum par Viricel, de Lyon (obs. suiv. 41); pour les tentatives par le col, sa position les rend de toute impossibilité.

Les observations suivantes donnent une idée de la manière dont elles ont été pratiquées. Quelle que soit cependant l'habileté de l'opérateur, il ne faut pas toujours compter sur un succès; la derniere observation montrera quels peuvent être les revers (obs. suiv. 42). Enfin, j'indiquerai aussi, pour compléter le sujet que l'on a proposé, l'opération césarienne; mais l'enclavement de l'utérus rend son insuccès presque certain, puisque dans l'opération de Hunter (obs. citée n° 1) on ne put tirer l'utérus que lorsque l'on eut séparé la symphyse.

OBSERVATION XXXVI.

Rétroversion dans l'état de grossesse, réduite par la position, en vingt-quatre heures.

Marie Picard, femme Duvivier, âgée de vingt-six ans, élève sage-femme à l'hospice de la Charité, était enceinte de six semaines, lorsque, en soulevant une fille qu'elle aidait dans le travail de l'accouchement, elle éprouva dans le bassin une douleur suivie d'une perte utérine qui dura huit jours. Au bout de ce temps la douleur devint plus forte, les urines coulèrent avec difficulté, sans que les selles fussent supprimées; l'hémorrhagie utérine continuait. Je crus devoir reconnaître par le toucher l'état de la matrice; voici ce que j'observai : cet organe, une fois plus volumineux que dans son état de vacuité, était placé de champ à la partie supérieure de l'excavation du petit bassin; son fond, répondant au sacrum, était dirigé un peu à droite; son orifice, placé très-haut derrière le pubis, était incliné à gauche, de telle sorte que, pour l'atteindre, je fus obligé de recourber l'indicateur de ma main droite et de le porter en haut, en devant et à gauche. Je trouvai le museau de tanche boursouflé et assez ouvert pour admettre l'extrémité du doigt; ce qui fut pour moi le signe d'un avortement prochain. Comme la matrice ne me parut pas fortement retenue, et que le cours des urines n'était pas intercepté, j'essayai de remédier au déplacement par la seule position. En conséquence, je plaçai sous les fesses un coussin qui les tint très-élevées, tandis que les reins étaient dans une position fort déclive, ce qui éloignait de la matrice les intestins et les viscères abdominaux, et détruisait l'effet de leur pression sur cet organe. Par ce moyen, le fond de l'utérus, placé sur la même ligne d'inclinaison, fut entraîné par son propre poids et reprit sa place naturelle. Au bout de vingt-quatre heures, la rétroversion se trouva réduite, l'hémorrhagie continua, et le quinzième jour, à la suite de violentes coliques, la matrice se débarrassa d'un placenta du volume d'un gros œuf de poule. (Martin, de Lyon.)

OBSERVATION XXXVII.

Rétroversion ; réduction par le vagin avec la main, à deux reprises.

Le 5 mai de l'année 1800, madame Vachon, épouse d'un négociant de Lyon, me fit appeler pour voir sa fermière, nommée Aimar, âgée de trente-deux ans, demeurant à Meyzieu. Cette femme avait toujours joui d'une bonne santé; elle nourrissait depuis quatorze mois un enfant bien portant; elle avait eu ses règles pendant la durée de l'allaitement, mais elles n'avaient pas reparu depuis le 20 avril. Le 7 de ce même mois, elle se livrait aux travaux de son ménage, lorsqu'elle éprouva tout à coup un besoin pressant d'uriner, qu'elle ne put satisfaire. Dès lors son ventre grossit beaucoup, l'urine ne coula plus que goutte à goutte, et les selles furent supprimées. Elle consulta à plusieurs reprises des gens de l'art, des commères, des charlatans; et son mal ne fit qu'empirer par l'emploi des diurétiques et des apéritifs variés qu'on lui conseilla : voilà ce que m'apprit le récit de la malade.

En examinant le ventre, je distinguai une tumeur presque sphérique, étendue de l'hypogastre jusqu'au-dessus de l'ombilic. Sa figure, sa position, la fluctuation que j'y observais, la rétention des urines, qui ne s'évacuaient que par regorgement, tout annonçait qu'elle était formée par la vessie. J'introduisis dans l'urèthre, avec beaucoup de difficulté, une sonde de femme : une pinte d'urine s'écoula, ce qui diminua un peu le volume du ventre. Portant alors deux doigts dans le vagin, je le trouvai bouché supérieurement par une tumeur que je reconnus être produite par la matrice, dont le fond renversé et très-déprimé pressait sur le rectum; et le col, dévié un peu à droite, était placé si haut derrière le pubis, que je ne pus atteindre que sa lèvre postérieure, devenue inférieure par cette vicieuse position. Avant de tenter la réduction, je sentis la nécessité de vider entièrement la vessie; mais soit que la sonde de femme fût trop courte ou trop droite, je ne pus obtenir un seul jet d'urine. Alors j'essayai de soulever le fond de l'utérus avec deux doigts portés alternativement dans le vagin et dans le rectum; mais tous mes efforts furent inutiles.

Comme le vagin me parut très-large, je pris le parti d'introduire dans sa cavité ma main tout entière. J'agis alors avec bien plus de force sur le fond de la matrice, et je parvins par degré à la remettre à sa place. La tumeur disparut et fut remplacée par le col de l'utérus, se dirigeant dans l'axe du vagin et un peu en arrière. Après cette manœuvre, l'introduction de la sonde fit couler au moins 5 pintes d'urine, à l'aide de pressions exercées sur le ventre; car la vessie avait perdu sa contractilité. Cette évacuation produisit un grand soulagement. Je fis rester la malade dans une position horizontale, et, pour rendre à la vessie son ressort, je prescrivis des fomentations avec de l'oxycrat froid. Deux heures après, l'urine coula, quoique avec peine; mais, dès le lendemain, son excrétion fut aussi facile qu'avant la maladie.

La femme Aimar était alors enceinte de plus de trois mois, et il est probable que, si l'on eût retardé plus longtemps à replacer la matrice, sa réduction eût été extrêmement difficile et peut-être impossible.

Quinze jours après, le repos n'ayant point été gardé, il survint une nouvelle rétroversion. Cette femme se fit sur-le-champ transporter à la ville, et je remédiai facilement à cette récidive, après avoir vidé complétement la vessie avec une sonde d'homme. (Martin le jeune.)

OBSERVATION XXXVIII.

Réduction par le vagin et le rectum; rétroversion sur une femme grosse de trois mois.

(5e obs.) Une femme âgée de trente ans, et grosse de trois mois, vint à l'hôpital réclamer des secours pour une rétention d'urine qui durait depuis plusieurs heures, et qui était survenue tout à coup après une chute de sa hauteur. Comme on éprouva des difficultés à introduire la sonde, on en chercha la cause en portant le doigt dans le vagin. On y trouva une tumeur qui remplissait la partie supérieure de l'excavation du bassin, et l'on reconnut bientôt qu'elle était formée par la matrice renversée en arrière; son col était placé derrière le pubis, et son fond répondait au sacrum. La paroi antérieure du vagin, soulevée et tendue, paraissait avoir moins de longueur; la postérieure, déprimée, présentait des rides transversales. On essaya plusieurs fois d'introduire la sonde de femme, mais on ne put y parvenir, à cause de l'espèce de coude imprimé au canal de l'urèthre par la distension de la vessie : on eut recours à une sonde d'homme qui pénétra aisément, ayant eu la précaution d'abaisser un peu le col de la matrice. L'urine étant évacuée, la femme fut placée sur le dos, les cuisses fléchies sur le bassin, la tête inclinée sur la poitrine, et le siége relevé par un coussin. Deux doigts, introduits dans le rectum, soulevèrent fortement le fond de la matrice, tandis que deux doigts de l'autre main, placés dans le vagin, abaissaient en même temps le col utérin. Par ces efforts combinés. on parvint à réduire la rétroversion, qui ne se renouvela plus, la malade ayant gardé le lit pendant plusieurs jours. (Martin le jeune.)

OBSERVATION XXXIX.

Réduction avec un levier droit par le rectum ; cinq mois de grossesse.

(4e obs.) Il y a plus de trente ans, une femme, qui habitait rue du Cherche-Midi, nº 14, enceinte de cinq mois environ, affectée de rétroversion, éprouvait quelques-uns des accidents graves que nous avons dit survenir en pareille circonstance. Les essais de réduction, faits par plusieurs médecins, entre autres par Coutouly, avaient été infructueux: M. Évrat, en présence de ses confrères, fit coucher la femme sur le côté gauche, introduisit dans le rectum une baguette garnie d'un tampon de linge enduit de cérat, puis, portant deux doigts dans le vagin, il saisit le col de l'utérus, et faisant manœuver les doigts et la baguette en sens inverse, il rétablit, non sans peine, l'utérus dans sa position normale. Malgré les efforts longs et soutenus auxquels il fallut se livrer pour redresser l'utérus, cette femme conserva sa grossesse, parvint à son terme, et accoucha heureusement de deux jumeaux bien portants. (*Traité pratique des accouchements*, par M. Moreau, t. I, p. 225; 1838. Fait tiré de la pratique de M. Evrat.)

OBSERVATION XL.

Réduction avec un levier courbe par le rectum ; grossesse de quatre mois et demi.

Le 30 mars 1796, je fus appelé auprès d'une femme qui avait atteint à peu près le milieu du terme de sa grossesse. Une accoucheuse qui se trouvait auprès d'elle me raconta que cette femme éprouvait, depuis quatre semaines environ, une grande difficulté d'uriner accompagnée de douleurs très-vives, qu'elle percevait beaucoup moins distinctement qu'à l'ordinaire les mouvements du fœtus, et qu'à ces symptômes se joignait l'existence d'une tumeur saillante à la vulve. Je me mis en devoir d'examiner la malade. Je reconnus d'abord que la tumeur signalée n'était autre chose qu'un prolapsus du vagin du côté gauche; mais mon attention fut surtout frappée par les symptômes suivants : la cavité pelvienne paraissait entièrement remplie, et ce ne fut qu'avec une grande difficulté que mon doigt indicateur put atteindre l'orifice de l'utérus, qui se trouvait placé au niveau du sommet des os pubis, et appliqué contre la paroi antérieure du vagin. Cet orifice avait complétement abandonné la direction de l'axe du bassin et de l'utérus. Toutes ces particularités me firent penser que j'avais affaire à une rétroversion ou rétroflexion de l'utérus, dont le prolapsus du vagin n'était que le symptôme.

Les détails fournis par la malade me confirmèrent dans mon diagnostic. Comme je lui demandais à quelle cause elle attribuait sa maladie, elle me raconta qu'elle avait fait une chute sur le rectum en descendant par une échelle, et qu'elle avait senti un déplacement s'opérer immédiatement dans son bas-ventre. A partir de ce moment, elle commença à sentir de la difficulté à uriner, et ce symptôme n'a fait qu'acquérir plus d'intensité pendant les quatre semaines qui ont suivi l'accident; enfin, il est arrivé maintenant à un tel degré que, même en favorisant l'accomplissement de cette fonction par l'introduction des doigts et par la flexion du corps en avant, l'urine ne sort que goutte à goutte. La vessie formait une tumeur volumineuse et très-dure, remontant au-dessus de l'ombilic. La malade se plaignait de douleurs très-vives dans le bas-ventre; elle avait perdu l'appétit depuis longtemps; son pouls était fébrile, son esprit était cruellement tourmenté. Prenant pitié du sort de cette malheureuse, je me mis en devoir de la soulager: je m'efforçai, d'après les règles données par les hommes illustres qui se sont occupés de cette maladie, en introduisant les doigts dans le vagin et dans le rectum, de repousser le fond de l'utérus engagé dans la concavité du sacrum, et de le ramener au-dessus de la convexité supérieure de cet os; mais quoique j'eusse fait placer la femme sur les coudes et sur les genoux, et que j'aie mis en pratique toutes les manœuvres indiquées, tous mes efforts furent vains. Saxtorff (Copenhague, p. 259) raconte que pareille chose lui est arrivée... Ne voulant pas demeurer simple spectateur de la mort de cette femme ... je formai le projet d'employer un instrument qui pût être porté plus haut que le doigt. J'en fis donc confectionner un qui, en outre de son manche, avait une tige de fer à laquelle on donna la direction de l'axe du bassin : au sommet de cette tige fut fixé, au moyen d'une vis, un cône tronqué de liége, dont l'extrémité supérieure fut rendue concave, afin de recevoir et de fixer l'utérus; ce cône fut recouvert d'une peau très-souple. Muni de cet instrument, je revins auprès de ma malade; je la fis placer sur les coudes et sur les genoux, et j'introduisis mon instrument, non sans de grandes précautions, le conduisant avec le doigt indicateur de la main gauche, le long de la paroi postérieure du vagin, de telle sorte que la convexité de la tige correspondait à la concavité du sacrum, et que la concavité du cône de liége allait s'appliquer contre la convexité de l'utérus. Dès lors, en continuant de soutenir la tige de mon instrument avec mon doigt indicateur, et en saisissant le manche avec la main droite, je le poussai doucement en haut, lui imprimant une direction telle, que le sommet du cône de liége semblait devoir atteindre l'ombilic. Mes efforts furent bientôt couronnés de succès... L'utérus se trouva bientôt replacé dans sa position normale. Le prolapsus du vagin, la difficulté d'uriner, et tous les autres symptômes, disparurent immédiatement.

La grossesse continua à marcher sans accidents, et la malade accoucha, au neuvième mois, d'un enfant très-bien portant.

OBSERVATION XLI.

Rétroversion guérie par la ponction de l'utérus, par le rectum; mort du fœtus. (Viricel.)

Philiberte Corlin, de Tournus, âgée de trente-huit ans, d'un tempérament sanguin, mariée depuis dix-huit mois, était affectée d'une rétention d'urine pour laquelle elle vint réclamer des secours à l'Hôtel-Dieu; elle était enceinte depuis cinq mois, et s'était bien portée dans le commencement de sa grossesse : depuis un mois seulement elle éprouvait de grandes difficultés pour uriner, accompagnées de violentes coliques qui la privaient souvent du sommeil. En examinant de près la malade, on aperçut au périnée une tumeur qui le faisait saillir d'une manière marquée, qui poussait fortement le rectum en bas et en arrière, et dilatait en même temps l'anus, où on la sentait facilement en introduisant le doigt à l'entrée de l'intestin; on reconnaissait alors qu'elle était fluctuante dans plusieurs points, surtout en bas et en arrière, et qu'elle était dure et rénitente dans d'autres; on jugea que la tumeur occupait toute la cavité du petit bassin, et qu'elle s'élevait même au-dessus du pubis, où elle formait, conjointement avec la vessie dilatée par l'accumulation de l'urine, une saillie considérable. Le doigt indicateur porté dans la vulve sentait la tumeur à travers la paroi postérieure du vagin; celui-ci était appliqué contre la symphyse du pubis avec tant de force, que le doigt pouvait à peine y pénétrer; il se dirigeait presque directement en haut, et l'on ne pouvait parvenir jusqu'au col de la matrice. On s'occupa d'abord à vider la vessie; on eut beaucoup de peine à y parvenir : il fallut pour cela se servir d'une petite sonde d'homme, dont la concavité répondait à l'arcade du pubis, et dont la pointe raclait la symphyse en se portant presque perpendiculairement en haut; on donna issue à une grande quantité d'urine, ce qui diminua sensiblement la saillie qui existait au-dessus du pubis, ainsi que les douleurs, le volume de la tumeur du périnée restant d'ailleurs toujours le même, quoique la vessie fût vidée; il ne fut pas plus facile qu'auparavant de parvenir jusqu'au museau de tanche, et le diagnostic ne put être éclairci par le toucher de cette partie; mais les circonstances dont je viens de parler furent suffisantes pour faire reconnaître une rétroversion de la matrice, dont le fond s'était porté en bas et en arrière, entre le rectum et le vagin, et le col en sens contraire.

La difficulté que l'on éprouvait à introduire le doigt dans le vagin, le volume des parties, l'ancienneté de la maladie, étaient autant de circonstances qui s'opposaient à toute tentative de réduction de la matrice, et à ce qu'on pût la ramener à sa position naturelle, en pressant sur le museau de tanche et en poussant le fond par le rectum; cependant les douleurs qu'éprouvait la malade, et le temps depuis lequel la maladie existait, ne permettant pas de différer davantage, on se détermina à faire la ponction de l'utérus, non par le vagin, mais bien par le rectum, dans le point où la tumeur présentait le plus de fluctuation; on se servit pour cela du trois-quarts courbe, employé pour la ponction de la vessie au-dessus du pubis; le poinçon pénétra dans la matrice sans causer beaucoup de douleur (cette opération a été faite par M. Viricel); il sortit par la canule à peu près une demi-pinte d'une sérosité claire et sans odeur; le ventre s'affaissa un peu: la femme fut soulagée, et l'on reconnut assez distinctement les parties de l'enfant à travers les parois de la tumeur; mais il fut aussi impossible qu'auparavant d'atteindre le museau de tanche.

Après quelques heures, la malade éprouva des tranchées utérines qui se dissipèrent assez promptement, et, le lendemain, elle ne sentit d'autre mal que celui qui résultait de la difficulté d'uriner, et d'une légère cuisson dans la plaie.

Pendant les quatre jours qui suivirent, il y eut des alternatives de repos et de douleurs peu vives, que la femme disait être des coliques; enfin le cinquième, vers les neuf heures du matin, après deux ou trois heures de douleurs plus intenses que les jours précédents, la malade se débarrassa d'elle-même tout à coup d'un fœtus mort, mais bien conformé, paraissant à peu près du terme de quatre mois et demi à cinq mois. Aucun chirurgien n'ayant été présent au travail, on n'a pas pu constater le retour gradué des parties à leur première situation ; mais, après l'avortement, on les trouva dans l'état naturel ; seulement, le museau de la tanche éteit encore légèrement incliné en haut.

Un mois après, la malade sortit de l'hôpital, n'éprouvant d'autre incommodité qu'une incontinence d'urine, dont elle a guéri depuis. (Finaz, n° 78, année 1813, thèse.)

OBSERVATION XLII.

Ponction par le vagin ; rétroversion à six semaines de grossesse.

Une femme âgée de vingt-trois ans, d'un tempérament lymphatique, ayant eu un accouchement heureux plusieurs années auparavant, éprouva tous les symptômes indicateurs d'une nouvelle grossesse. Six semaines après leur manifestation, à la suite d'une espèce d'orgie dans laquelle elle fut balancée et secouée par quatre hommes qui la tenaient suspendue par les bras et par les jambes, elle fut tourmentée d'un écoulement de sang par le vagin, de douleurs aux reins, aux aines, et d'un sentiment de pesanteur au périnée, de difficulté dans la marche et dans l'excrétion des matières stercorales. M. Jourel, consulté au bout de quinze jours, conseilla le repos, les boissons légèrement astringentes, et ne revit pas la malade pendant un mois qu'elle alla habiter la campagne.

Au bout de ce terme, elle lui apprit que la perte de sang n'avait cessé que depuis deux jours, mais que tous les autres accidents avaient progressivement augmenté, au point qu'elle ne rendait que très-diffilement les urines et les matières fécales. Leur sortie fut sollicitée à l'aide de la sonde et d'un lavement. Le 13 septembre, six jours après le retour de la malade, le doigt porté dans le vagin rencontra un corps ferme, tendu, figuré comme la matrice dans les premiers mois de la gestation, dont la grosse extrémité comprimait le rectum, et la petite, la vessie, qu'elle appuyait sur la face postérieure du pubis. A ces signes, M. Jourel et un de ses confrères reconnurent la rétroversion de l'utérus, et, après avoir vidé la vessie et le rectum, ils tentèrent de replacer l'organe en le repoussant avec trois doigts introduits d'abord dans le vagin, ensuite dans le gros intestin. (Diète, bains tièdes.) Le lendemain matin 14, assistés de deux autres confrères, ils placèrent la malade, au sortir d'un bain, sur les coudes et sur les genoux, et firent encore des essais inutiles de réduction avec toute la main, entrée dans l'anus jusqu'aux os du métacarpe. (Saignée du bras, bain tiède.) Le soir du même jour, tentative infructueuse pour introduire *un cathéter par l'orifice de la matrice*, afin de crever les membranes et de donner issue aux eaux de l'amnios : le col de l'organe, trop fortement courbé, s'oppose à cette manœuvre, dont nul auteur n'avait parlé. Dans cette circonstance déplorable, ils crurent ne pas devoir faire la synchondrotomie pubienne, conseillée en pareil cas par M. Gardien; ils préférèrent la ponction de l'utérus, *à travers la partie postérieure du vagin*, qui avait été indiquée par Hunter et par la plupart de ceux qui, depuis lui, ont traité le même sujet, mais que personne n'avait encore pratiquée. M. Jourel fit l'opération avec le trois-quarts ordinaire, conduit le long du doigt indicateur de la main gauche; la canule laissa écouler environ une livre d'eau sanguinolente, quantité qui semble supérieure à celle qu'indiquent la plupart des auteurs à cette époque de la grossesse, mais que les circonstances particulières de la rétroversion pourraient expliquer, *ubi stimulus, ibi fluxus*. Aussitôt la matrice devint plus molle, le pouls moins fréquent, et l'état général de la femme sembla s'améliorer. (Potion calmante, bain tiède, lavement émollient.) On ne crut pas devoir tenter immédiatement la réduction, la malade était trop fatiguée.

A dater de ce moment, les urines commencèrent à couler librement, et le sommeil revint. Le surlendemain tout était dans le même état, beaucoup de sérosités s'écoulèrent par le vagin; l'utérus étant un peu douloureux, on fit usage d'injections narcotiques et de fomentations émollientes.

Le 17, le pouls était devenu plus fréquent, plus petit; la face pâle; la région hypogastrique douloureuse au toucher; l'utérus plus dur et plus sensible; la difficulté d'uriner revint pendant la matinée, et il se manifesta des vomissements à deux reprises différentes, avec émission de vents par l'anus. Il y avait prostration des forces; l'écoulement était supprimé.

Le 18, il reparut; il y eut des selles liquides : les accidents se calmèrent vers le soir, et furent encore moindres les jours suivants, à l'exception de la grande faiblesse. L'écoulement des urines fut en partie volontaire, en partie involontaire.

Le 22, il se manifesta des signes évidents d'adynamie, avec écoulement grisâtre et putride par le vagin, et sortie involontaire et abondante de l'urine dans la position verticale. (Lavement de quinquina, injections toniques.) A l'aide des toniques, les forces reparurent les jours suivants; l'écoulement fétide n'avait plus lieu que par intervalles; signe certain, surtout en le joignant aux autres déjà indiqués, que l'on n'avait pas fait la ponction dans la vessie, en croyant la pratiquer sur le corps de l'utérus.

Ce ne fut que le 27 que le col de la matrice, toujours recourbé, reprit sa place dans la partie moyenne du bassin. Le 2 octobre, l'organe avait son volume naturel; son orifice était dirigé du côté du sacrum, et l'écoulement par le vagin fort diminué. Il sortait par le rectum un liquide d'une couleur blanche, qui avait l'apparence du pus phlegmoneux. Le pouls était fréquent, surtout le soir, où la malade semblait avoir un léger accès de fièvre hectique; la matière de cet écoulement recouvrait les excréments, et sortait en abondance avant leur excrétion : cet accident diminua progressivement, et cessa entièrement le 10 du même mois.

Alors la malade alla habiter la campagne pendant trois semaines; mais pendant cet espace de temps, et jusqu'au 25 décembre que ses règles parurent, elle éprouva une tension douloureuse du ventre, des coliques passagères; ses selles étaient tantôt liquides, tantôt fermes.

Depuis l'éruption des menstrues, elle a joui d'une bonne santé.

Cette observation prouve, disent MM. les commissaires, que dans des circonstances malheureuses où le chirurgien est appelé trop tard pour réussir en employant tous les moyens plus doux, tels que la saignée, les bains, les fomentations émollientes, l'évacuation des urines et des matières fécales, il pourra espérer quelques succès en pratiquant la ponction de l'utérus.

Nous y voyons aussi qu'à l'époque de la grossesse où l'opération a été faite, les débris d'un fœtus peuvent se dissoudre et disparaître avec les liquides fournis par les membranes, sans qu'on les aperçoive d'une manière distincte. (Jourel, médecin à Rouen; *Bulletin de la Faculté de méd. de Paris,* n° 8, année 1812.)

OBSERVATION XLIII.

Ponction par le vagin ; mort le soir de l'opération ; rétroversion ; grossesse de quatre mois.

Marie Catherine Holling, de Villebringen, âgée de trente-trois ans, servante, d'une stature assez élevée, d'une constitution forte, n'avait jamais eu de maladie. La menstruation, qui s'était établie chez elle à quatorze ans, se continua depuis d'une manière périodique, régulière et facile. Deux accouchements se firent par les seules forces de la nature et en peu de temps.

Lorsque cette femme entra à l'hôpital de Louvain, 20 novembre 1834, il y avait trois mois que le flux menstruel avait cessé de paraître, circonstance qui, jointe aux nausées, lui fit croire qu'elle était enceinte.

Vers le commencement d'octobre (environ six semaines après l'époque de la suppression des règles), elle éprouva de la gêne pour uriner et pour aller à la selle. Le 15 du même mois, pendant qu'elle vaquait à ses occupations, il lui survint tout-à-coup, et par suite de l'impression du froid (dit-elle), une douleur dans la région hypogastrique, plus vive que celle de l'enfantement, accompagnée d'un ballonnement considérable du ventre. Forcée de se mettre au lit, elle souffrit cruellement toute la nuit. Le lendemain le ballonnement avait en grande partie disparu, les souffrances avait diminué. Comme il y avait constipation et rétention d'urine, elle consulta un pharmacien qui lui administra des purgatifs et quelques tisanes, probablement diurétiques. Des évacuations alvines et urinaires s'ensuivirent, mais la difficulté pour uriner et pour aller à la garde-robe persista. Les symptômes s'étant aggravés le 19 novembre, la malade se décida à entrer à l'hôpital; elle était dans l'état suivant :

Décubitus sur le dos, flexion des jambes sur les cuisses, des cuisses sur le bassin; face pâle, décomposée, grippée; paupières supérieures pendantes, yeux enfoncés dans les orbites, ailes du nez se dilatant à chaque inspiration, lèvres pâles, sèches; dents fuligineuses, paroles faibles, entrecoupées; amaigrissement général, peau sèche et chaude, douleur vive, continue, s'exaspérant par la moindre pression dans toute l'étendue de l'abdomen, se propageant de l'hypogastre au périnée, aux lombes, aux aines, et jusque vers la partie supérieure et interne des cuisses; hoquet, vomissements fréquents d'un liquide vert foncé, grumelé; langue rouge à sa pointe et à ses bords, couverte d'une couche jaunâtre à son centre; sensation d'amertume dans la bouche, prompt vomissement de tout ce que la malade ingère; pouls faible et accéléré, respiration gênée, fréquente, costale; intégrité des facultés intellectuelles; rétention complète d'urine; le cathétérisme fournit un liquide trouble mêlé de sang, extrêmement fétide et déposant une grande quantité de matière purulente; le canal de l'urèthre est placé dans une direction presque verticale, derrière le pubis.

Pour confirmer le diagnostic d'une affection que les symptômes énumérés permettaient assez de soupçonner, M. Craninx eut recours au toucher.

Par le vagin, il trouva le museau de tanche au niveau du bord supérieur du corps des pubis; ses lèvres étaient molles, assez épaisses, et laissaient entre elles une petite ouverture arrondie, qui permettait d'y introduire l'extrémité du doigt. Il rencontra en haut du vagin un segment de sphère formé par la matrice. Celle-ci offrait le volume d'une tête d'enfant à terme.

Par le rectum, le doigt rencontrait le même corps qui pesait sur l'intestin, et le déprimait de manière à l'oblitérer en quelque sorte. La tumeur occupait une grande partie de l'excavation du bassin.

Les symptômes qui avaient précédé l'examen attentif de ceux qui existaient au moment de l'entrée de cette femme à l'hôpital, l'exploration des organes génitaux, autorisaient à croire qu'il y avait : 1° grossesse de trois à quatre mois; 2° rétroversion de la matrice, cystite et péritonite consécutives.

La femme étant placée dans la position la plus favorable, M. Craninx introduisit les doigts dans le vagin et dans le rectum pour replacer l'utérus dans sa position naturelle; la même tentative, faite au moyen d'une sonde placée dans l'ouverture du col, échoua également. La matrice restait fixée, comme enclavée entre le sacrum et le pubis. On prescrivit des cataplasmes, des lavements, une potion calmante, et quelques sangsues sur les points les plus douloureux de l'abdomen. On sonda la femme.

Le lendemain les mêmes tentatives furent renouvelées avec le même insuccès. Dès lors, la ponction de la matrice parut être la seule ressource pour replacer ce viscère dans sa situation naturelle, et sauver la mère aux dépens de l'enfant, s'il en était temps encore. MM. les professeurs Baud et Lanthier étant du même avis sur ce point, M. Craninx procéda immédiatement à l'opération. La matrice se trouvant, par suite de son renversement, assez rapprochée de la vulve, on put se servir d'un trois-quarts à hydrocèle; on le conduisit au moyen de l'indicateur gauche, il fut enfoncé à travers la paroi postérieure du vagin et de la matrice. Il s'écoula à l'instant même environ une pinte de liquide qui offrait tous les caractères de l'eau de l'amnios, et la matrice diminua considérablement de volume. La malade n'avait éprouvé aucune douleur, elle se disait soulagée; ainsi que l'opérateur, elle concevait quelque espoir. La face s'étant ranimée et le pouls relevé, on renouvela immédiatement après les tentatives de redressement. La matrice, réduite au tiers du volume qu'elle avait avant la ponction, se laissa déplacer un peu; on put amener le museau de tanche au niveau de l'arcade pubienne, et relever légèrement le fond du viscère. Quelques boissons adoucissantes et légèrement nourrissantes furent accordées à la femme. Dans l'après dînée de la même journé, le pouls redevint petit, le hoquet et les vomissements reparurent ; ils devinrent de plus en plus fréquents dans la soirée ; les extrémités se refroidirent, et la mort arriva vers le milieu de la nuit.

Nécropsie. — A l'ouverture de l'abdomen, on trouva les traces d'une péritonite générale : épanchement, fausses membranes, adhérences, etc. La vessie était percée d'une ouverture gangréneuse, et avait contracté des adhérences avec l'épiploon. La matrice, placée presque parallèlement au détroit supérieur, était plongée dans l'excavation, et offrait le volume du poing ; sa face antérieure était dirigée vers la cavité abdominale. La symphyse ayant été divisée et écartée des pubis, on trouva le col placé au niveau de la partie supérieure de l'arcade pubienne ; les membranes étaient engagées dans l'ouverture du col ; celle-ci offrait la largeur d'une pièce de 2 francs. La matrice contenait un fœtus de trois à quatre mois, en position occipito-cotyloïdienne gauche ; le fond du viscère était adhérent à l'intestin rectum, qui, par anomalie, occupait le côté droit du bassin. Le diamètre sacro-pubien était de 4 pouces 4 lignes ; la courbure du sacrum était un peu plus prononcée que dans l'état ordinaire. (*Traité pratique des accouchements,* par M. Moreau, t. 1, p. 230, 1838 ; fait recueilli par M. le docteur P. Craninx, professeur d'accouchements à Louvain.)

Accidents qui suivent la réduction.

La réduction opérée, le chirurgien ne doit pas être en sécurité, car il peut se déclarer de nouveaux accidents de deux ordres : 1° les uns dépendant de la compression exercée sur les organes environnants ou sur l'utérus, soit dans le renversement ou dans les tentatives de redressement; 2° les autres, de la reproduction de la maladie.

Vessie. — Les accidents du côté de la vessie sont de la douleur ou de la paralysie. Ainsi la malade éprouve du ténesme de vessie, ou de la sensibilité à l'urèthre (obs. citée 17), ou bien elle est frappée d'une paralysie peu grave dans certains cas (obs. citée 23); ou bien, au contraire, en se distendant, elle peut reproduire la rétroversion (obs. 4).

Rectum. — La sensibilité du rectum augmentée peut persister de trois à six semaines après la réduction (Martin, obs. 3, et Schmitt), ce qui peut faire craindre une paralysie du rectum, qui, par l'accumulation des matières fécales, pourrait reproduire la maladie.

Matrice. — La matrice, dans l'état de vacuité, peut être le siége de douleurs qui peuvent augmenter par le coït (Schmitt, obs. 5); ou bien la maladie peut se reproduire et changer de nature, et donner lieu à un autre déplacement, l'*antéversion* (obs. 17).

Enfin, dans l'état de réplétion, la réduction peut être suivie d'inflammation ou de douleurs qui provoquent l'avortement (obs. 35); ou bien même, dans l'état de grossesse, la maladie peut se reproduire (obs. 36).

Accidents généraux. — Quelquefois ils se déclarent après la réduction de la fièvre (Martin, obs. 7), et quelquefois des symptômes de péritonite.

Reproduction de la maladie. — L'utérus réduit est susceptible de se déplacer de nouveau dans l'état de vacuité ou dans l'état de grossesse.

Dans l'état de vacuité, si l'utérus est plus facile à réduire, il se déplace aussi plus facilement. Pour remédier à cela, il faut combattre les causes qui l'ont produite : si c'est un engorgement de l'utérus, il faut le combattre comme je l'ai indiqué; si cela dépend des organes environnants, il faut les maintenir dans l'état de vacuité par la sonde en permanence pour la vessie (obs. citée 4), ou par des lavements; si cela tient à un relâchement du vagin, ou à l'action de la pesanteur des viscères, c'est le cas d'employer des pessaires, variés selon les indications à remplir dans leur forme (j'ai guéri trois malades avec le pessaire de madame Rondet); ou dans leur point d'appui, qui peut être pris au dehors de la vulve, comme le fait M. Hervez de Chégoin. Pour la ceinture du docteur Hull de New-Yorck, ou de M. Bienaimé-Davoye, je crois qu'elle ne convient que chez les femmes qui ont un ventre très-volumineux et le vagin très-large, car j'ai eu occasion d'observer sur une de mes clientes qui avait les voies assez étroites et le ventre petit, que le renversement avait augmenté par suite d'un traitement semblable qu'un autre praticien avait tenté. Je l'ai guérie alors avec le pessaire Rondet.

ANATOMIE PATHOLOGIQUE.

Nous avons peu de chose à dire sur les altérations, qui ne sont ordinairement que des changements de rapports constants dans leurs formes. Cependant, d'après le relevé que j'ai fait des autopsies, voici ce que l'on remarque sur les divers organes.

Dans la vessie. — Augmentation de volume, d'épaisseur (obs. 2); dilatation des uretères (obs. 2), rupture par déchirure ou par eschare gangreneuse (obs. 24, 25 et 26); accumulation de liquide considérable pouvant aller jusqu'à 15 pintes; urine altérée dans sa couleur, dans son odeur qui devient amoniacale, se trouvant dans la vessie ou la cavité péritoniale.

Dans le rectum. — Quelquefois des ecchymoses à l'endroit rétroversé; dilatation par des matières fécales au-dessus de l'endroit où il est comprimé, et au-dessous rougeur de la muqueuse et sécrétion mucoso-sanguinolente; renversement du rectum plus ou moins considérable.

Pour le vagin. — Les altérations les plus notables sont dans son changement de forme et de direction ; son inflammation, que l'on rencontre souvent, et enfin sa rupture (obs. 27).

Utérus. — Outre le déplacement qu'il éprouve, il peut être comme replié sur lui-même, présenter des plis transversaux ; on aperçoit dessus quelques laciniures (obs. 27) ; il est enclavé dans le bassin (obs. 1) et il présente une bouffissure œdémateuse dans son tissu ainsi que cela se rencontre dans la métrite gangréneuse.

Dans l'état de vacuité, on trouve l'engorgement de l'organe, soit inflammatoire ou vasculaire, et de plus souvent des adhérences, soit du corps à la partie intérieure du vagin dans la rétroflexion, ou du col à l'intérieur du vagin et à la paroi antérieure.

Péritoine. — Enfin, dans cet organe on trouve les traces d'une péritonite aiguë sur ses parois, et d'épanchement dans sa cavité, à moins que les liquides ne soient mêlés à l'urine.

ANTÉVERSION.

DÉFINITION.

On donne le nom d'*antéversion*, de *renversement transversal* (Levret), *renversement antérieur* (Desgranges), *pronatio uteri* (Moeller), *anteversio deviatio uteri anterior* (Callisen), au déplacement de l'utérus dans lequel son fond se dirige en avant et son col vers le rectum. Cette direction n'est pas dans toute circonstance parfaitement droite ; il n'est pas rare de voir son col se diriger tout à fait à droite, comme MM. Rayer et Récamier l'ont remarqué (observation suivante, n° 9). L'utérus peut aussi être plus incliné d'un côté que de l'autre, un angle de l'utérus s'abaisse, tandis que l'autre s'élève dans l'excavation ; cela arrive surtout quand cela tient à une maladie de l'utérus ou de ses annexes. Enfin, il est encore des degrés dans l'inclinaison de la matrice : ainsi elle peut être plus ou moins abaissée et se rapprocher de la vulve ; l'utérus peut former avec son col un angle très-aigu : c'est ce qui constitue la rétroflexion. Morgagni a bien décrit l'anatomie pathologique, et M. Ameline a donné la figure de l'altération dont nous allons donner la description.

OBSERVATION I.

Antéflexion de l'utérus.

Marie-Antoinette B..., âgée de dix-huit ans, née et élevée à Perpignan, d'un tempérament bilioso-sanguin, d'une petite stature, avait depuis deux ou trois ans contracté l'habitude de l'onanisme : les menaces, les punitions, les châtiments les plus sévères, ne produisirent aucun effet. Surprise un jour par sa mère dans sa honteuse désobéissance, la jeune fille tomba dans de violentes convulsions. Depuis cette époque, les accès se renouvelèrent très-fréquemment, et prirent par la suite un caractère épileptique : alors seulement on chercha à empêcher les attouchements en tenant les mains constamment éloignées du centre du corps; on s'occupa aussi de déterminer l'excrétion menstruelle, qui ne s'établit point, malgré une foule de remèdes employés pendant un an. Entrée à la Maison royale de santé le 1er décembre 1820, elle eut le même jour plusieurs accès : roideur des membres abdominaux; renversement en arrière de la tête et du tronc; contraction des mains, torsion des bras suivies de tremblements; respiration faible; pouls à peine sensible; ventre gonflé; face rouge, puis violacée; bouche béante; langue allongée et pendante; regard fixe; yeux fortement saillants, etc. Ces accès durèrent une ou deux minutes, et se répétèrent huit à dix fois dans la journée. Cependant, la malade avait de l'appétit, et mangeait avec avidité tous les mets qu'on lui présentait; aussi avait-elle conservé de l'embonpoint, malgré ses habitudes et la maladie qui leur avait succédé.

Le lendemain, on examina les parties génitales. A l'extérieur, il n'existait aucun des caractères de la puberté; l'intérieur de la vulve était d'un rouge foncé; la surface était sèche et d'une chaleur ardente; le clitoris était du volume ordinaire, n'avait de remarquable qu'une extrême sensibilité; l'orifice externe du vagin ne présentait pas d'altération. Le ventre, ballonné pendant les accès, était souple, compressible dans leur intervalle. Cette jeune fille succomba quelque temps après à des attaques répétées d'épilepsie, malgré l'emploi des moyens les plus actifs. — *Autopsie du cadavre.* Toute la surface du corps était violacée. *Crâne :* Adhérences des méninges, dont les vaisseaux sont très-rouges et très-apparents; point d'épanchement; aucune altération du cerveau. *Abdomen :* Légère phlogose des intestins; l'utérus, plié en deux sur sa longueur, présentait la face postérieure de son corps en avant; elle s'appuyait sur le col de la vessie. Le fond de la matrice regardait la paroi antérieure du vagin. En vain essayait-on de redresser cet organe; car s'il cédait un peu aux efforts que l'on faisait pour lui donner la rectitude naturelle, abandonné à lui-même, il reprenait sa flexion antérieure. Coupé sur sa longueur en deux parties égales, chaque tranche présentait un tissu compacte presque noir. Le col était d'un gris violacé. La face interne de l'utérus, d'un brun noir, était enduite d'un mucus blanchâtre. Son orifice vaginal ne présentait rien de particulier, et se trouvait dans la situation naturelle à l'égard du vagin. Ce canal était également d'un rouge brun. Mesuré suivant sa longueur par sa face convexe, l'utérus avait 2 pouces et demi, tandis que sa face antérieure n'avait que 14 lignes. Les trompes étaient situées derrière les bronches transversales du pubis. Les ovaires avaient environ 2 pouces de longueur, 1 pouce de largeur, et 5 lignes d'épaisseur, et répondaient à chacune des cavités cotyloïdes. La partie du péritoine qui les recouvrait était blanche, lisse, épaisse, opaque. Les vaisseaux sanguins renfermés dans les plicatures du péritoine étaient nombreux et gorgés d'un sang noir. (Boivin, pl. 1, numéros 1 et 2, obs. 19.)

CONSIDÉRATIONS ANATOMIQUES.

La situation, les rapports, la structure, les fonctions physiologiques de l'utérus le prédisposent à ce déplacement; l'excavation du bassin, dont l'ampleur peut varier en plus ou en moins; les rapports en avant avec la vessie en arrière, avec le rectum en haut, avec les intestins en bas, avec le vagin, dont le volume et l'énergie d'action sont variables, sont des causes incessantes de déplacement; sans compter sa position un peu inclinée normalement en avant; sa structure dense et pesante, qui peut, dans telle position du corps, changer son équilibre. Parlerai-je de ses fonctions variables, qui peuvent augmenter son volume et son poids, qu'aucun lien ne fixe ou ne retient en arrière, tandis qu'il se trouve soutenu en avant par des ligaments puissants qui favorisent l'antéversion.

Mécanisme.

La situation normale, bien qu'un peu inclinée en avant, est loin d'être conservée la même à une époque avancée de la vie. Les exigences de la civilisation font que les femmes retiennent longtemps leurs urines, et alors cette contrainte n'étant portée que dans de justes bornes par l'habitude de distension, la vessie refoule la matrice en arrière. La constipation s'ensuit, et l'accumulation en augmentant l'angle sacro-vertébral, incline un peu le fond de l'utérus en avant; en même temps que le fond de la vessie, très-large chez une femme lymphatique, s'abaisse un peu par sa pesanteur sur le vagin, et s'étend dans l'excavation transversalement dans les endroits où elle rencontre le moins de résistance. Cette disposition, en même temps qu'elle augmente en bas la courbure du vagin, accroît l'inclinaison antérieure. Alors cette position prise irrite la vessie, qui se vide fréquemment : l'utérus n'étant plus soutenu dans ce moment, finit par se précipiter en avant, ou bien le moindre effort, le moindre choc suffit pour faire basculer l'utérus en avant. Nous dirons toutefois, que les cas dans lesquels l'utérus bascule par ce mécanisme ne sont pas les plus communs, et que c'est plutôt par des modifications organiques, qui peuvent ne porter que sur sa forme ou sa structure; alors le centre de gravité est reporté en avant, et la rétroversion a lieu.

CAUSES.

Les causes prédisposantes de l'antéversion peuvent devenir efficientes sans qu'il soit possible souvent d'apprécier la nature de l'action qui les a rendues telles. On a dit que les femmes lymphatiques et qui avaient habituellement un écoulement vaginal y étaient plus exposées : ces causes se rattachent-elles à un relâchement du vagin, ou à une altération organique de l'utérus? C'est ce que nous examinerons plus tard; mais ce qu'il y a de très-certain, c'est que dans nombre de cas, surtout dans l'état de vacuité, la cause reste inconnue.

Situation. — La disposition du bassin dans laquelle le diamètre antéro-postérieur a diminué, a été considérée par quelques auteurs, entre autres par M. Gardien, comme cause d'antéversion. Il pense que l'utérus dans l'état de vacuité, ou bien encore mieux dans l'état de grossesse, est reporté en avant par l'angle sacro-vertébral, et qu'alors son centre de gravité, placé plus en avant, détermine l'antéversion.

Rapports. — *Vessie et rectum.* — L'action de la

vessie et du rectum paraissent agir de concert, comme je l'ai montré à propos du mécanisme pour produire l'antéversion, comme l'observation suivante, faite par Desgranges, semble l'indiquer. La vessie trouvant plus de facilité à se développer sur les parties latérales, où la résistance est moindre, en s'étendant ainsi dans le bassin, attire en avant la paroi postérieure de la vessie comme pourrait le faire la corde d'un arc. Alors l'utérus la suit, s'incline en avant; et l'on peut voir par la distension artificielle que l'on a causée par un lavement dans le rectum, que le volume plus considérable de cet organe a augmenté les douleurs en accroissant le déplacement. Une preuve en faveur de la réalité de l'influence de la distension de la vessie sur l'antéversion, c'est que dans l'observation de M. Clément, consignée dans la clinique des hôpitaux, novembre 1828, les accidents apparaissaient chaque fois qu'on ôtait la sonde, et ils cessèrent complétement en la laissant à demeure.

OBSERVATION II.

Antéversion avec rétention d'urine subite.

Au mois de juillet 1773, étant chirurgien ordinaire de notre hôtel-Dieu, je fus appelé pour voir la femme d'un ouvrier en soie, rue de l'Hôpital, âgée de trente-huit ans, mère de cinq enfants, et affligée depuis plus de trente heures d'une rétention d'urine incomplète, accompagnée d'une pesanteur incommode sous le pubis; le ventre était tendu et douloureux; la région hypogastrique, principalement soulevée, présentait au toucher une tension évasée, plus étendue en longueur qu'en hauteur; il y avait de la fièvre; la malade souffrait des aines, des hanches et des reins; elle se tenait accroupie dans son lit, et sentait un poids, une lourdeur, ce sont ses termes, sur le fondement, qui l'incommodait beaucoup. J'offris de la soulager à l'instant avec la sonde, ce qu'elle refusa. Selon elle, le principe de son mal était un grand feu, provenant de ses travaux excessifs, etc. etc.; en conséquence, je regardai sa maladie comme une strangurie violente; je crus, au grand feu, à l'existence d'une phlogose dans toutes les parties basses; je soupçonnai des hémorrhoïdes, etc.; je fis donc une saignée, je prescrivis des fomentations émollientes, et ensuite un lavement.

La situation que la malade fut obligée de tenir pour être fomentée, la soulagea, et lui permit de rendre d'avantage d'urine; mais le lavement augmenta ses douleurs et le poids sous les pubis. Elle but abondamment d'une tisane émulsionnée; deux heures après elle s'endormit, et reprit sa position ordinaire. Le soulagement n'avait été que momentané; la vessie ne s'était pas vidée, et la cause qui s'opposait à sa déplétion et qui entretenait tous les accidents, avait encore lieu. Les mêmes sentiments de malaise se firent sentir avec la même force, et le besoin de rendre entièrement les urines était encore plus pressant. J'y retournai le soir, avec un maître chirurgien de la ville ; la malade permit cette fois l'usage de la sonde : nous tirâmes beaucoup d'urine, et nous crûmes reconnaître un corps étranger dans la vessie, que je présumai être un squirrhe, et mon confrère, être une pierre. Dans l'intention de mieux m'en assurer, je portai les doigts dans le vagin, et ne tardai pas à m'apercevoir qu'environ le tiers supérieur de la matrice portait directement sur le bas-fond de la vessie, qu'il enfonçait et repliait en quelque sorte en deux, de manière que *la distension de cet organe s'opérait pour la plus grande partie sur ses côtés*, à mesure que les urines y parvenaient. Le museau de tanche du côté opposé faisait pression sur l'intestin, où il était monté fort haut, et où j'eus peine à l'atteindre. Je ne pensai pas à passer par le rectum.

Mon confrère s'assura de la vérité de l'exposé que je lui en fis ; et, dès lors, l'explication de tous les accidents énoncés, nous parut simple et facile, ainsi que le moyen d'y remédier. Pour cet effet, je fis faire une espèce de bascule à la matrice, en tirant en avant son orifice ; mais bientôt elle se remit en travers, du sacrum au pubis. Nous nous munîmes alors d'un pessaire en cuvette ; je recommençai la manœuvre, et je m'appliquai à soulever le fond de l'utérus, en même temps que j'abaissais son museau en le tirant à moi ; mon confrère élevait le bassin de cette femme, que nous avions fait mettre dans une position fort inclinée des pieds à la tête : je réussis cette fois à redresser cet organe, et notre pessaire, quoique assez mal fait, le contint dans son attitude naturelle. La malade se sentit soulagée à l'instant, mais elle éprouva encore quelque temps une difficulté d'uriner. Elle avoua que son incommodité était venue par gradation depuis sa dernière couche, il y avait quatre ans, et qu'elle croyait la devoir aux efforts qu'elle faisait pour tourner l'*ensouple* (espèce de gros rouleau) de son métier, avec une cheville de fer, sans en descendre, ce qui est très-pénible. (*Journal de médecine,* tome LIX, 1783, Desgranges.)

Intestin. — L'on voit, dans certaines circonstances favorisées par une disposition anatomique, comme la brièveté des ligaments ronds à l'occasion d'une chute sur les genoux ou le corps est reporté en avant, l'utérus se déplacer en avant (voir diagnostic, observation suivante 12 de Levret). Cela a lieu probablement sous l'influence de l'impulsion imprimée aux intestins accrue de toute la force des muslces des parois abdominales. Cette opinion peut paraître d'autant plus fondée que Chopart et Gauthier (obs. 14) ont vu dans un cas de grossesse, des efforts de vomissement occasionner l'antéversion.

Vagin.— Le vagin, chez les femmes qui ont eu plusieurs enfants, prend une largeur considérable, alors la matrice n'étant plus soutenue, surtout si la vessie se précipite en bas, on la voit s'incliner en avant, et il y a une antéversion. Dans ces cas, elle est ordinairement accompagnée d'un prolapsus, ainsi que M. Hervez de Chégoin l'a remarqué. L'on observe cependant que la rétroversion est plus fréquente.

OBSERVATION III.

Antéversion coïncidant avec un relâchement du vagin.

Madame ..., ayant eu déjà plusieurs enfants, éprouva une antéversion de la matrice et un relâchement considérable du vagin, déterminés par une constipation opiniâtre qui exigeait de très-grands efforts pour l'expulsion des matières stercorales. Madame Boivin, consultée par la malade, après avoir reconnu le déplacement de l'utérus, employa, pour le maintenir, un pessaire en bondon. Au bout de quelque temps, les règles n'ayant point paru, des symptômes de grossesse se déclarèrent; elle ne fut traversée par aucun accident, et fut suivie d'un accouchement heureux, à la suite duquel la matrice, rétablie dans sa direction, n'a subi ultérieurement aucun déplacement. Deux grossesses et deux accouchements naturels ont encore eu lieu depuis cette époque (Madame Boivin).

Utérus. — Les antéversions, la plupart du temps, dépendent d'une maladie de l'utérus. C'est même ce qui distingue l'antéversion de la rétroversion. Dans cette dernière, le déplacement reconnaît, la plupart du temps, pour cause une violence, tandis que, dans celle-ci, il reconnaît plus souvent une altération organique de l'utérus ou de ses annexes.

Les causes dépendantes de l'utérus sont de deux ordres : les unes, occasionnées par son volume normal, les autres par l'état pathologique de l'utérus.

1° Celles dépendantes de son volume normal sont, dans l'état de vacuité, la position seule dans laquelle l'utérus, ayant son centre de gravité reporté en avant, peut se rétroverser. Une jeune femme, en frottant son appartement, inclinée, s'imprimant des secousses, détermina l'antéversion (mad. Boivin). Dans les cas où l'utérus est volumineux et les parois du ventre relâchés, l'utérus peut s'incliner violemment en avant (obs. suiv. n° 13).

Callisen a prétendu que cela pouvait tenir, en état de grossesse, à l'insertion du placenta, greffé sur les parois antérieures de l'utérus, joint à la laxité des parois de l'abdomen.

2° Les circonstances pathologiques qui peuvent déterminer l'antéversion sont variées, et peuvent porter sur l'utérus ou ses annexes.

Celles qui portent sur l'utérus peuvent varier depuis l'altération pathologique, résultant d'un engorgement utérin, déterminé par l'absence des règles, jusqu'aux altérations les plus graves de l'utérus; mais, alors, l'antéversion n'est plus que secondaire.

Les causes pathologiques variées de l'antéversion sont : l'absence des règles (obs. 4) le gonflement partiel (obs. 5) ou général (obs. 6) de l'utérus, occasionné par un engorgement inflammatoire ou sanguin ; les adhérences du col à la paroi postérieure du vagin ou bien des fausses membranes, suite de péritonite, qui peuvent même aller jusqu'à (obs. 7) faire adhérer l'utérus, par son fond, à la paroi abdominale (obs. 8).

OBSERVATION IV.

Antéversion causée par l'absence des règles.

Une fille, âgée d'environ quarante-cinq ans, était sur le point de perdre ses règles; en conséquence, sa santé s'était dérangée depuis plusieurs années, au point qu'elle ne pouvait presque plus marcher, à cause des douleurs considérables qu'elle souffrait dans les aines et dans le bas-ventre, lieu où elle avait la sensation d'un poids qui lui paraissait plutôt dans la vessie qu'ailleurs : les difficultés d'uriner qu'elle éprouvait, surtout lorsqu'elle était debout ou sur ses genoux, la confirmaient dans cette idée, au point que, s'étant persuadée qu'elle avait la pierre, elle fit appeler M. Courtaveau (du collége et de l'Académie royale de chirurgie, et chirurgien en chef de l'hôpital général de Paris, etc.), qui, l'ayant sondée, ne la trouva pas. Il reconnut néanmoins, avec le bout de la sonde, quelque chose de rond qui n'était point naturel à ce lieu; d'ailleurs, comme cette demoiselle souffrait moins couchée que debout, et qu'alors il lui semblait que le poids incommode de par devant se portait en arrière, mon confrère la toucha pour s'assurer s'il n'y aurait pas de descente de la matrice;

mais, n'ayant pu parvenir à toucher le museau de cet organe, il ne reconnut pas le déplacement. En homme prudent, il dit à la malade qu'il était nécessaire qu'un accoucheur la touchât. Après avoir vaincu sa répugnance, je fus appelé, et, par mon examen, je reconnus que cette malade était dans le cas que nous traitons actuellement; mon collègue eut de la peine à se laisser persuader du renversement de la matrice; cependant, il se rendit en quelque sorte à mes raisons : en conséquence, je posai un pessaire approprié à cet état. Un mois environ après, la malade vint de son pied me trouver chez moi pour me remercier : ce qui me surprit bien agréablement, car il faut près d'une heure à un bon marcheur pour faire ce trajet, trajet que cette malade était bien éloignée de pouvoir faire un mois avant, car il lui était impossible alors de faire trente pas sans tomber en faiblesse, à force de douleur.

Cette demoiselle me communiqua, néanmoins, qu'elle avait de l'inquiétude sur un écoulement de flueurs blanches qui l'incommodait, surtout par les cuissons qu'elles lui occasionnaient; je la rassurai sur l'événement, et lui donnai des conseils pour alléger cette incommodité. L'écoulement a duré plus d'un an; il diminua ensuite peu à peu, et la santé se rétablit : tous les symptômes précédents s'étant enfin dissipés, j'ôtai alors le pessaire, qui, devenu inutile, incommodait dans la partie comme corps étranger. (Levret, *des Déplacements de la matrice, Journal de médecine*, n° 40.)

OBSERVATION V.

Antéversion avec gonflement de la paroi antérieure de l'utérus.

Madame de ..... (9 décembre 1830), âgée de cinquante ans, mère de plusieurs enfants mariés, se plaint, depuis quelques années, de pesanteur, de tiraillements dans les aines, dans la région du sacrum, et dans la fosse iliaque gauche. Cependant, cette dame, très-blonde, d'un tempérament lymphatique, et quoique ayant beaucoup d'embonpoint, a conservé une très-grande vivacité; elle voyage souvent en voiture, se promène à pied sans en éprouver un mal remarquable. Mais son attention étant réveillée par l'état déplorable où se trouve une de ses sœurs, près de succomber à un horrible cancer de l'utérus, elle est venue nous consulter.

Nous avons trouvé l'utérus renversé en avant, son orifice, porté en arrière, un peu tuméfié, était sain. Madame ..... était à la veille de ses règles; mais, en ramenant le doigt derrière les pubis et au devant de la paroi antérieure de l'utérus, je remarquai une tumeur du volume de la grosse extrémité d'un œuf: plus de doute sur la cause du déplacement de l'utérus, et sur l'afflux plus abondant du sang dans l'organe.

Cette dame, à qui nous fîmes part de cette découverte, nous dit que deux praticiens réputés, à l'examen desquels elle s'était tout récemment soumise, ne lui avaient parlé de rien de semblable. Il n'est pas étonnant que ces tumeurs, lorsqu'elles sont d'un petit volume, échappent à l'attention d'un explorateur préoccupé de l'état du col de l'utérus seulement. J'ai vu faire de ces examens, dans lesquels on se bornait à promener le doigt autour du museau de tanche : et c'est sur une exploration aussi superficielle que l'on prononçait qu'il n'y avait rien; tandis qu'en portant successivement son attention sur tous les points de l'appareil génital, on eût bientôt découvert la véritable cause des douleurs et autres phénomènes morbides dont se plaignait le sujet.

OBSERVATION VI.

Antéversion avec engorgement de tout l'utérus.

Une jeune dame, accouchée naturellement d'un premier enfant, ressentit, durant ses couches, quelques douleurs dans la région de l'utérus ; ces signes d'une métrite légère et prolongée au plus une quinzaine de jours, avaient totalement disparu depuis plusieurs semaines, lorsque, dans un effort pour sauter un escalier, survint un sentiment de pesanteur vers le bas du ventre; bientôt cette pesanteur fut assez douloureuse pour nécessiter un repos complet et l'emploi des antiphlogistiques. Le soulagement fut cette fois moins rapide; cependant, il ne restait plus que de la pesanteur, quand la malade entreprit un voyage de six lieues, dans l'espérance de compléter sa guérison : il en résulta, au contraire, une aggravation telle, qu'on se décida à nous consulter.

Les douleurs n'étaient pas fortes, mais il y avait beaucoup de tiraillements dans les lombes et le sacrum, plus une pesanteur désagréable au côté du rectum, et bien plus encore de la vessie, quand la jeune dame était debout : aussi était-elle fréquemment forcée de rendre des urines, chaque fois peu abondantes. Ces symptômes diminuaient, sans cesser totalement, quand la malade était au lit ou sur une chaise longue; mais elle conservait toujours alors les épaules et la tête élevées. Je m'assurai qu'en soulevant, au contraire, le bassin par un coussin glissé sous le sacrum, et soutenant la tête au moyen d'un seul traversin, tout sentiment de pesanteur et de tiraillement cessait, ne laissant à la malade qu'une gêne intérieure, une douleur sourde et méritant à peine un nom. Cela tenait à l'inflammation chronique du viscère, que nous trouvâmes universellement gonflé, dur et sensible à la pression, plus bas en totalité que de coutume : il s'inclinait surtout aisément quand cette personne relevait le haut du tronc, mais on le redressait facilement quand elle conservait une position horizontale. Cette position fut gardée pendant plus de six semaines, et l'on employa, en outre, les sangsues au pli des aines, les bains, les lavements émollients, les fomentations, etc. ; moyennant quoi, le rétablissement fut alors complet, et nul secours mécanique ne devînt nécessaire pour maintenir l'organe dans sa direction normale.

OBSERVATION VII.

Adhérences, suite de péritonite.

Madame ..., âgée de quarante-deux ans, d'un tempérament lymphatique, a eu plusieurs grossesses et plusieurs fausses couches. La menstruation, quoique régulière, a toujours été douloureuse. Madame ... fut atteinte, après un long voyage, d'une péritonite, qui fut énergiquement combattue par les saignées générales et locales. Madame ... était convalescente de cette maladie, lorsqu'elle se rendit à Paris au mois de novembre 1826. A cette époque, elle se plaignait de douleurs vagues dans le ventre, surtout à l'hypogastre, aux régions lombaires et dans les cuisses; douleurs qui avaient suggéré les inquiétudes les plus graves sur la nature de la maladie de cette dame. Le 9 novembre 1826, M. le professeur Boyer, M. Rayer, M. Mayor, chirurgien distingué de Lausanne, et Madame Boivin, constatèrent que la matrice était dans un état d'antéversion complète, c'est-à-dire que le col, dirigé postérieurement, avait son orifice plus élevé que le fonds de cet organe, que l'on rencontrait à un pouce et demi de la vulve, derrière le pubis: de sorte que la face antérieure de ce viscère, dirigée inférieurement, l'était en même temps obliquement en arrière. Le corps de la matrice paraissait plus volumineux qu'il ne doit l'être; cependant, comme la face antérieure pouvait seule être explorée, cet examen ne suffit pas pour en apprécier exactement le volume. La face antérieure du corps de l'utérus était douloureuse au toucher; le col était souple, non douloureux, et dans l'état sain. Madame ... éprouvait dans le bassin, les reins, les cuisses, des douleurs qui ne diminuaient pas par le repos, qui devenaient même plus fortes pendant la nuit, et produisaient des insomnies très-pénibles. Il n'y avait point de pertes blanches; mais la menstruation était constamment accompagnée de l'issue de caillots sanguins.

Madame ... n'éprouvant ni difficulté pour uriner, ni pesanteurs, ni les autres accidents qui exigent l'emploi d'un pessaire, l'on s'est borné à prescrire le traitement suivant: l'usage habituel des bains émollients, des quarts de lavements émollients et narcotiques, repos sur un canapé pendant une partie de la journée. On a craint que la présence d'un corps étranger dans le vagin n'augmentât les douleurs dont l'utérus était le siége, et n'entraînât le développement de quelques inflammations de mauvaise nature. (Rayer.)

OBSERVATION VIII.

Antéversion survenue à la suite d'un accouchement; adhérences du fond de l'utérus avec la paroi antérieure de l'abdomen.

Madame ***, à la suite d'une métrite survenue immédiatement après son dernier accouchement, éprouva des douleurs dans l'anneau inguinal. La douleur s'étendit successivement dans toute la longueur de la lèvre de la vulve du même côté, et profondément dans le vagin, et s'accompagna de tuméfaction qui se dissipait à chaque époque menstruelle. Cette douleur étant devenue insupportable, et la malade craignant un ulcère à la matrice, fit appeler madame Boivin, qui trouva l'utérus incliné en avant, son fond étant adhérent du côté droit. Au moindre déplacement qu'on cherchait à imprimer à cet organe, une douleur vive se faisait sentir vers l'anneau inguinal. La lèvre droite de la vulve était tuméfiée, et offrait dans sa partie inférieure le volume d'un petit œuf de poule. On ouvrit cette tumeur, qui donna issue à une matière purulente et sanguinolente.

La malade n'a point eu d'enfants depuis huit ans que dure cette antéversion. (Boivin, obs. 4.)

Ligaments.— Enfin, les annexes de l'utérus peuvent devenir aussi causes d'antéversion, et cela par des variations dans leur longueur normale ou par une altération pathologique.

Leur variation dans leur longueur peut avoir lieu en plus ou en moins. Levret (obs. 12, suiv.) attribue à cette cause le premier cas d'antéversion qu'il a observé, et l'autopsie qu'il fit de la malade semble ne pas laisser de doute. Mais n'était-ce pas, ainsi que madame Boivin se le demande, une conséquence de l'antéversion, au lieu d'en être la cause?

Le relâchement des ligaments est une cause plus

incontestable d'antéversion, et l'observation citée dans la rétroversion n° 17 ne laisse aucun doute à cet égard, puisqu'il y eut alternativement rétroversion, antéversion, et enfin, rétroversion.

Dans certains cas, cela peut dépendre d'un engorgement des ligaments ronds, qui, alors dans un état de tension, attirent l'utérus en avant.

OBSERVATION IX.

Antéversion par engorgement inflammatoire des cordons sus-pubiens.

(4e obs.) Madame de ..., rue de l'Échiquier, cliente de M. Duméril, avait eu à sa dernière couche une légère métrite, qui avait laissé de la douleur dans les deux aines, et particulièrement dans l'aine gauche. Cet état s'accompagnait de gonflement dans la grande lèvre, du côté où les douleurs se faisaient le plus vivement sentir; et ce qu'il y avait de remarquable, c'est qu'à chaque époque menstruelle, douleur et tuméfaction, tout disparaissait presque entièrement. Ces choses se passèrent ainsi pendant plusieurs années; mais la tumeur augmenta de volume, et la douleur devint plus vive et plus étendue : la malade se plaignait d'élancements dans le vagin; les règles étaient précédées et suivies d'humeur semblable à du pus sanguinolent. Craignant pour un ulcère de l'utérus, madame de ... me fit appeler, d'après le conseil de son médecin, pour constater la cause de ses souffrances. Cette dame se trouvait à la veille d'avoir ses règles; la grande lèvre gauche offrait, dans sa partie inférieure, le volume d'un œuf de poule. Je suivis du doigt le trajet de la tumeur, jusqu'à l'anneau inguinal, qui était le point le plus douloureux. Cette tumeur disparaissant chaque fois que la malade avait ses règles, je présumai que chaque mois la turgescence menstruelle occasionnait, dans le ligament rond comme dans l'utérus, une excitation qui réveillait momentanément une inflammation ordinairement sourde et chronique, et produisait ainsi un nouvel abcès ou une exhalation de pus, lequel, du foyer situé dans la région inguinale, descendait par infiltration jusque dans la grande lèvre, distendait, en s'y accumulant, son tissu cellulaire filamenteux et lâche, et s'échappait ensuite par une ouverture fistuleuse; celle-ci ne tardait pas sans doute à se refermer, car je ne pus en découvrir la moindre trace.

Passant à l'examen de l'utérus, je trouvai l'orifice de cet organe du volume naturel, mais porté très-loin en arrière, tandis que le fond, incliné en avant, était fortement opposé sur la face antérieure des pubis. Les tentatives que je fis pour redresser cet organe occasionnèrent des douleurs vives, propagées surtout du côté de l'aine gauche. Aussi, depuis longtemps, le commerce conjugal avait cessé à cause de semblables douleurs, dont il était chaque fois accompagné.

Point de doute pour moi que le siége de la maladie ne fût dans le ligament rond du côté gauche. Je fis part du résultat de mon examen à M. Duméril, et des moyens que je croyais propres à faire cesser l'état d'inquiétude et de souffrance de la malade : il s'agissait, selon moi, de donner une issue plus large à la matière purulente qui s'accumulait dans l'épaisseur de la lèvre gauche, de déterminer une irritation dans les parois du foyer correspondant à l'anneau inguinal, au moyen d'une application de sangsues, à laquelle on pourrait faire succéder celle d'un vésicatoire.

La malade, rencontrant souvent M. Duméril dans la société, répugnait extrêmement à se laisser faire par lui cette petite opération : ne voulant pas non plus se mettre entre les mains d'un étranger, elle me fit prier de m'en charger. Je plongeai, en conséquence, une lancette dans le point le plus déclive de la tumeur, et prolongeai l'incision vers le haut de la grande lèvre, dans l'étendue de 15 à 18 lignes : il en sortit environ une forte cuillerée de pus rougeâtre épais. Avec une petite seringue, je poussai dans la plaie une injection d'eau animée d'alcoolat de mélisse, qui se trouvait sous la main : il survint une inflammation légère, et huit jours après, la cicatrisation était complète. Alors, on appliqua un vésicatoire sur la région de l'anneau inguinal; on l'entoura de huit sangsues, et on l'entretint en suppuration pendant quinze jours. Le succès de ce traitement fut tel que la plus prochaine menstruation ne détermina pas de tuméfaction, mais seulement un léger fourmillement dans la région précédemment douloureuse. Déjà plusieurs années se sont écoulées, et cette dame, que j'ai eu occasion de voir assez souvent, n'a pas éprouvée le plus léger accident. (Madame Boivin et Dugès.)

RÉSUMÉ DES CAUSES.

Les causes, comme l'on voit, sont de deux ordres; les unes physiques, les autres organiques ou pathologiques. L'influence des premières est beaucoup plus rare et plus contestable dans leur mode d'action. Les causes dépendantes de vice de conformation du bassin par étroitesse, ou celles occasionnées par l'accroissement de volume du rectum ou de la vessie, sont rares. L'antéversion par une pression brusque est plus fréquente, ainsi que celle dépendant de trop de largeur du vagin.

Pour les causes organiques ou pathologiques, elles sont les plus fréquentes, soit qu'elles dépendent d'un accroissement naturel de l'organe, comme dans la grossesse, ou pathologique occasionné par l'absence des règles, le gonflement partiel ou général de l'utérus inflammatoire ou sanguin, les adhérences anormales, soit du col avec le vagin, ou du corps avec les organes voisins.

AGES ET FRÉQUENCE.

L'antéversion ne se présente ordinairement pas avant l'époque de la puberté. Comme maladie grave et réclamant les secours prompts de la chirurgie, elle est très rare, surtout comparée à la rétroversion. Je citerai à l'appui de cette opinion l'opinion de M. le professeur Moreau, qui dit : « que dans vingt années de sa pratique il n'a eu que deux fois occasion d'être appelé pour remédier à ce déplacement. Mais, considérée comme une infirmité, au dire de M. Hervez de Chegoin, et d'une foule de praticiens, cette affection serait beaucoup plus fréquente dans l'état de vacuité que la rétroversion. Cela se conçoit si l'on se rappelle que la situation de l'utérus dans le bassin est normalement un peu incliné par sa face antérieure en avant. J'aurais voulu, par une statistique, mettre dans tout son jour l'évidence de cette proposition; mais, malheureusement, les observations manquent dans la science, si elles sont nombreuses dans la pratique; et la raison en est simple : car cette maladie peu grave, dont la guérison est assurée par un traitement méthodique, ne promet pas dans une publication beaucoup de gloire au narrateur, ni un grand intérêt au lecteur. '

SYMPTOMES.

L'antéversion une fois opérée, soit en avant ou en arrière, elle se présente avec des caractères locaux et généraux que nous allons exposer.

Les signes locaux sont des symptômes de compression sur les organes environnants, et pour l'utérus des accidents résultant de son déplacement, qui sont physiques et organiques par les modifications apportées aux fonctions de l'utérus.

Les symptômes de compresssion se manifestent d'une manière variée sur la vessie, le rectum, les intestins et le vagin.

Vessie. — Les premiers symptômes de l'antéversion se déclarent le plus ordinairement du côté de la vessie, soit que la maladie se déclare subitement ou lentement. Elle s'annonce le plus souvent et premièrement par une pesanteur au pubis, par un sentiment de tension qui provoque la malade à uriner souvent. Mais elle ne peut satisfaire à ce besoin que dans une certaine position, couchée; dès quelle est droite ou à genoux, il lui est impossible d'uriner. Quand le déplacement est à son summum, il y a strangurie plus ou moins complète, l'utérus devient à la fois cause de l'obstacle et des symptômes de rétention qui en résultent, et il peut s'écouler vingt, trente heures, sans que la malade urine (obs. citée 2). Dans d'autres circonstances, il semble que tous les accidents partent de la vessie, car une fois que l'on entretient par une sonde dans la vessie le cours libre des urines, les symptômes disparaissent soit du côté de la vessie ou du rectum (Clément, *Jour. clin.*, 1828). Les urines, par leur présence dans la vessie, s'altèrent et irritent l'organe déjà surexcité par l'action toute physique de l'utérus; les urines deviennent quelquefois catarrheuses (obs. suiv. 3). Le ventre est tendu, douloureux, la région hypogastrique paraît plus étendue en largeur qu'en hauteur, la distension s'étend sur les côtés et au-dessus de l'utérus (obs. citée 2). Enfin, quand la femme se lève, elle a la sensation d'un corps qui lui roule dans le ventre et qui vient s'appliquer contre le col de la vessie. Le chirurgien peut même apprécier la vérité de cette assertion. En sondant la malade couchée il sent un corps dans la vessie qui, lorsqu'elle se lève, vient tomber sur le cathéter (obs. suiv. 9).

Rectum. — L'antéversion ne termine, le plus souvent, que peu de symptômes du côté du rectum. Cependant, il se peut, dans quelques cas, que les accidents du côté du rectum précèdent ceux du côté de la vessie (obs. suiv. 9); les matières sont quelquefois accumulées dans le rectum (2e obs., Boivin, thèse Ameline); la malade éprouve un sentiment de douleurs quand elle va à la selle; ce sont des épreintes vives, et même le rectum a des contractions spasmodiques (madame Legrand); la personne éprouve même, quand elle se couche sur le dos, la sensation d'un corps qui tombe en arrière, après l'avoir senti en avant lorsqu'elle se tient droite (obs. citée 4).

Si l'on touche la femme, on a quelquefois beaucoup de difficulté à sentir une tumeur formée par le col qui arc-boute très-haut contre le rectum (obs. citée 2). Quelquefois même le col est changé de direction, il est à droite (Ameline). Enfin, lorsque l'on vient à trouver cette saillie, on sent qu'au centre elle présente une dépression dans laquelle on peut loger l'extrémité du doigt.

Vagin. — L'antéversion entraîne le changement de

direction du vagin, l'altération de sa forme et de ses fonctions. La paroi postérieure du vagin est entraînée en arrière et en haut, et s'allonge d'autant plus que le déplacement est plus considérable. Pour sa paroi antérieure, elle est plus courte et présente quelquefois des replis transversaux. Les altérations qu'il présente dans sa forme sont telles, qu'il est extrêmement allongé, que le doigt ne peut en sentir le fond (obs. 9). D'autres fois, au contraire, en basculant la lèvre antérieure du col, elle reste adhérente à la paroi antérieure du vagin, et s'allonge au point de faire saillie à la commissure (madame Legrand). Enfin, dans quelques cas, le vagin se trouve très-élargi en arrière, tandis qu'il est rétréci naturellement en avant. Il peut avoir contracté des adhérences avec une des lèvres ou toutes les deux. La paroi peut être déformée par la saillie du fond de l'utérus, qui, même, dans le travail, peut faire saillie sans qu'on puisse atteindre le col (obs. suiv. 15). Dans ces derniers cas, le vagin est en cul-de-sac. L'altération qu'il présente dans ses fonctions sont la conséquence naturelle des lésions qui ont suivi ce déplacement. L'occlusion plus ou moins complète du col rend l'écoulement des règles et la fécondation difficiles ou impossibles.

Utérus. — Le déplacement de l'utérus s'annonce quelquefois à la malade par la sensation qu'elle éprouve, quelquefois subitement, au moment de l'accident. Mais, quand l'antéversion se fait lentement, il se peut qu'il n'y ait pas de douleurs, à moins que la malade ne soit debout ou n'ait beaucoup marché. Dans quelques circonstances, rares cependant, on observe des douleurs lancinantes (Ameline, obs. 12).

L'examen que l'on fait de la malade peut apprendre la situation de l'utérus par le toucher, par le vagin et le rectum, et la présence d'une tumeur dans l'un et l'autre de ces organes. Par leur situation relative, on peut apprécier si le col est au niveau ou même plus haut que le fond (obs. 7); enfin l'on voit par ces voies, comme par les parois abdominales, si l'utérus est augmenté ou non de volume (obs. citées 6 et 7). Il présente quelquefois tous les symptômes de l'inflammation : engorgement et sensibilité vive (obs. 7). Enfin, pour les altérations du col, j'ai indiqué qu'il était sensible au toucher par le vagin.

Par suite de l'antéversion, il survient un trouble dans les fonctions, les règles n'apparaissent pas (obs. citée); les époques s'en rapprochent et leur durée augmente (Ameline, obs. 12);elles peuvent s'accumuler dans l'utérus (obs. suiv. 14); la femme est frappée de stérilité, ou les rapports conjugaux sont douloureux (obs. citée 7). Les annexes de l'utérus fournissent aussi des signes nombreux de cette maladie: c'est une douleur dans les fosses iliaques, dans les aines, qui tient la femme accroupie quand elle est droite, et fléchie quand elle est couchée (obs. 2, 4, 9, 10). Surtout à l'approche des règles, elle augmente dans les cuisses et les aines. Elle peut aller même jusqu'à développer une véritable inflammation, suivie d'abcès dans la région inguinale (obs. 9).

Réactions générales. — Comme l'antéversion ne survient pas souvent subitement, les réactions sont peu intenses, ou, s'il y en a, ce sont quelques symptômes nerveux Mais, au cas où la maladie survient lentement, c'est une réaction toute sympathique sur l'estomac, analogue quelquefois aux accidents qui suivent l'aménorrhée qui l'accompagne quelquefois. Ce n'est que dans des circonstances rares que l'antéversion donne lieu à de violentes coliques et à des vomissements (obs. 14).

OBSERVATION X.

Cas d'antéversion résumant les principaux symptômes.

Je fus appelé, en 1743, pour voir une femme de près de cinquante ans, qui me dit avoir eu plusieurs enfants sans qu'il se fût passé rien d'extraordinaire dans aucun de ses accouchements ni dans leur suite; que, depuis le dernier, qui datait de dix ans, elle était devenue sujette à des écoulements de flueurs blanches et à des dérangements dans ses règles, lesquelles l'avaient quittée entièrement depuis un an ou environ; qu'à cette époque, il lui était survenu des douleurs sourdes dans le bas-ventre, et qu'elles étaient accompagnées de pesanteur dans le rectum (la sensation d'un poids considérable est alors presque entièrement illusoire, la pression de la matrice la produisant en plus grande partie), surtout lorsqu'elle avait besoin d'aller à la selle; que, d'ailleurs, elle urinait souvent avec peine, et que ses urines étaient devenues peu à peu glaireuses, ardentes et pleines de sédiment graveleux. La région de la vessie était, en effet, tendue et très-douloureuse au tact, surtout du côté des aines, lieu où elle disait sentir deux espèces de cordes tendues, qui l'obligeaient de rapprocher les cuisses de son ventre lorsqu'elle était couchée, et de se pencher un peu en devant quand elle était levée; de plus, cette femme assurait que, toutes les fois qu'elle se mettait debout, elle sentait tomber un corps dur dans la vessie, qui, en même temps lui donnait envie d'uriner et l'en empêchait : mais que, lorsqu'elle se couchait, ce corps se retirait et les urines sortaient alors avec moins de difficulté; ce qui fit penser à M. Soumain (membre du Collége et de l'Académie royale de chirurgie de Paris, accoucheur célèbre, et qui méritait la réputation dont il jouissait de son vivant), que cette femme avait précédemment appelé à son secours, qu'elle pouvait être attaquée de la pierre. En conséquence, il la sonda d'abord couchée; mais, n'ayant rien trouvé, il la fit mettre sur ses genoux sans avoir retiré la sonde, et sentit en effet un corps comme charnu, qui vint heurter son algalie : cet événement lui fit croire qu'une excroissance quelconque faisait toute la maladie. Il m'en fit part; alors, me rappelant tout ce que j'avais appris quelques années auparavant par l'ouverture d'un cadavre dont la matrice antéversée avait été prise pour une pierre, j'en fis part à mon collègue, qui m'avoua qu'il avait si peu de notion de ce que je lui disais, qu'il n'avait pas même pensé à toucher cette femme par le vagin; mais, d'après mes remarques, il la toucha en ma présence, et ne put atteindre au museau de la matrice, quoique le rectum fût vide, que ce fût le soir, et que cette malade fût couchée horizontalement sur le dos, les jarrets pliés; j'eus aussi de la peine à y parvenir par le vagin, mais non pas par l'anus; car de ce côté j'y arrivai facilement: et, aussitôt que j'eus rencontré la bosse que faisait le museau de la matrice, en repoussant la paroi de l'intestin-rectum au dedans de sa cavité, la femme sentit le besoin d'uriner. M. Soumain vérifia ma découverte, et sa vérification produisit le même effet sur la vessie; ce qui me confirma dans mon idée: en conséquence, nous proposâmes l'usage du pessaire. Ce moyen fut accepté et employé si utilement que, peu de temps après, cette femme, qui n'était venue à Paris que pour sa maladie, s'en retourna très-satisfaite dans sa province, d'où elle nous écrivit, quelques semaines après, qu'elle était guérie de sa maladie de vessie, mais qu'elle était fort incommodée des flueurs blanches qui l'avaient ci-devant quittée en même temps que ses règles, et qu'on lui conseillait d'ôter son pessaire. Les personnes qui lui donnaient ce conseil prétendaient que c'était ce pessaire qui occasionnait les flueurs blanches. Ce ne fut point mon avis; mais mon confrère, étant plus indulgent que moi, le lui permit : elle ne fut pas longtemps à s'en repentir, ce qui l'obligea de revenir à Paris, n'ayant trouvé personne dans son pays qui pût lui replacer le pessaire ; que, d'ailleurs, celles à qui elle s'était adressée pour cela, ne pouvant se persuader qu'où il n'y avait point de descente réelle de matrice, un pessaire pût être de quelque utilité, elles refusèrent d'autant plus de lui rendre ce service, qu'elles croyaient, comme nous venons de le dire, que c'était cette application du pessaire qui était cause du retour des flueurs blanches : bref, le pessaire fut remis ici, et la malade repartit bien persuadée que l'avis de ses compatriotes ne valait pas le nôtre. En effet, les flueurs blanches s'étant peu à peu épuisées, la santé s'est rétablie ; et un an ou environ après, étant devenue constipée, en faisant des efforts pour aller à la garde-robe, le pessaire non-seulement se déplaça, mais il tomba dans les commodités, ce qui chagrina beaucoup cette femme : ceci arriva le matin ; tout le jour se passa en préparatifs pour revenir dans peu à Paris. Cependant, le lendemain, ne se sentant aucune des incommodités pour lesquelles le pessaire avait été mis, elle se contenta de nous écrire ; nous lui conseillâmes de retarder son voyage, pour s'assurer s'il deviendrait indispensable de remettre un autre pessaire : un mois ou environ après, nous reçûmes une lettre par laquelle nous apprîmes la guérison parfaite. (*Mémoire sur les déplacements de la matrice*, Levret, 1773.)

OBSERVATION XI.

Symptômes de l'antéversion dans l'état de vacuité.

Depuis trois ans, deux filles de vingt-quatre à vingt-six ans souffraient d'un malaise pénible qui tient à ce dérangement de matrice, de cette fatigue, de cette pesanteur qui les rend tristes et maussades, leur ôte toute espèce de goût pour les plaisirs de leur âge, quand je fus conduit à m'assurer de leur état. Toutes deux avaient une antéversion de l'utérus ; toutes deux portent depuis six mois un tout petit pessaire cylindrique rehaussé. Toutes deux viennent de faire un long voyage, l'une d'elle surtout, et ces symptômes ont entièrement disparu de cette dernière, qui a pris un embonpoint remarquable. (Hervez de Chégoin.)

RÉSUMÉ DES SYMPTOMES.

L'antéversion donne lieu à des symptômes locaux et généraux. Les premiers sont divisés en deux ordres : les uns résultant de l'antéversion sur les parties environnantes, les autres des modifications apportées à l'utérus déplacé. Les symptômes du côté des organes environnants sont tous physiques, dépendant de la nature d'une compression lente, qui a peu d'énergie dans son action, et à laquelle les organes s'habituent quelquefois : c'est une rétention d'urine qui n'est souvent pas complète, et rarement un ralentissement dans la sortie des matières fécales, et la sensation plus ou moins nette de l'utérus perçue par le malade ou le médecin. Pour l'organe antéversé, les accidents se rattachent plutôt à la nature des causes qui ont donné lieu à son déplacement. Si c'est un engorgement inflammatoire ou sanguin, opérant le déplacement de l'utérus, il ne se traduit au dehors que par des signes physiques ou des lésions de fonctions. L'examen que le chirurgien fait du malade par les voies du périnée ou à travers les parois de l'abdomen, lui apprend, par la position du col en arrière et du fond en avant, à quel degré le déplacement a lieu; et à cela se joint quelques signes dépendant du tiraillement exercé sur les ligaments suspenseur de l'utérus, postérieur ou antérieur, manifestés par des douleurs s'étendant sur leur trajet, et de là aux membres, ce qui gêne la malade dans ses divers mouvements.

Pour les symptômes généraux, ils sont à peine sensibles : quelques dérangements du côté des voies digestives.

DIAGNOSTIC.

L'antéversion une fois déclarée, les signes qui l'accompagnent la font promptement reconnaître. Nous dirons que les moyens d'investigation sont de deux sortes : rationnels et sensibles.

1° Les signes rationnels, comme on le voit, sont tirés de l'action de l'utérus déplacé sur les organes environnants, et des altérations qu'il présente lui-même dans ses fonctions.

Vessie. — 1° Les symptômes résultants de la compression sont peu sensibles; cependant ils sont distinctifs, car presque toujours la vessie seule est affectée et la première; cependant, il faut savoir qu'il y a quelques exceptions, dans lesquelles les premiers accidents viennent du côté du rectum (obs. 10). On peut aussi se tromper, parce que, dans certaines rétroversions, ce sont aussi les signes de compression de vessie qui se rencontrent les premiers sans être accompagnés de difficulté dans la défécation : la gêne, ou l'impossibilité dans l'émission des urines, n'est donc qu'une présomption. Pour les signes sensibles du côté de la vessie, au lieu d'éclairer le chirurgien ils ne l'induisent quelquefois que dans une erreur plus profonde. Il sent une pierre, que l'un prend pour une tumeur, l'autre pour une pierre (obs. 2). Dans un cas malheureux, la méprise a été jusqu'à faire faire l'opération de la taille. La malade y succomba (obs. 12). La malade avait senti une pierre, elle peut même croire qu'elle tombe d'avant en arrière, et le médecin reçoit un choc sur la sonde quand, ayant sondé la malade assise, il la fait mettre debout; mais le choc doit donner un son qui n'est pas clair. Pour éviter toute source d'erreur, on ne saurait trop dire au chirurgien que toute femme qui a une maladie des voies génito-urinaires ou du rectum, doit d'abord être touchée avant d'établir son diagnostic.

Rectum. — Du côté du rectum, à moins que l'on ne s'arrête superficiellement aux signes que la malade indique, quelque difficulté d'aller à la garde-robe, il n'y a pas de source d'erreur ; au contraire, une tumeur dans laquelle on peut accrocher le doigt, comme l'ont fait Levret (obs. citée 10) et M. Moreau, nous éclaire sur la nature de l'affection.

Enfin, ce qui surprendra, c'est que les signes rationnels, du côté de la vessie et du rectum, peuvent entièrement manquer, quoique la maladie soit à son dernier degré de renversement.

Utérus. — Les signes rationnels que l'utérus donne, à autant de droit, dénotent un déplacement en arrière ou en bas qu'une antéversion : leur peu de gravité pourrait seule donner le choix entre une descente ou une antéversion.

Pour les signes que l'examen fournit par le rectum, le vagin, la vessie et la paroi abdominale, ils ne sont pas trompeurs, excepté dans le cas d'antéflexion, où le col reste au centre du vagin. Mais la présence du corps, reposant sur la paroi antérieure du vagin, servira à redresser l'erreur, car, dans toute antéversion, déterminer la position du corps de l'utérus est la chose principale : on doit toujours le sentir en avant, c'est le signe caractéristique de ce déplacement.

L'embarras n'existe que dans la détermination du siége du col, qui peut être trop élevé et échapper à toutes nos recherches, ou être fermé en totalité ou en partie ; lorsque l'utérus renversé, en refoulant le vagin, semble faire tumeur, il peut quelquefois faire confondre l'antéversion avec la rétroversion; mais la malade va aisément à la garde-robe, et l'on peut toujours faire pénétrer le doigt plus loin en arrière qu'en avant, ce qui est l'inverse pour la rétroversion.

L'antéversion étant reconnue, il est aussi nécessaire d'apprendre la nature de la cause qui l'a déterminée pour éclairer le traitement; si c'est un engorgement inflammatoire, il y aura de la sensibilité et de l'engorgement; ce sera une absence des règles et de l'irrégularité ou de l'accroissement; dans le cas d'engorgement sanguin, l'utérus sera plus ou moins mou, volumineux et insensible. L'irrégularité de la tumeur pourra aussi éclairer le diagnostic. Si l'antéversion peut être prise pour une autre maladie, il est rare que l'inverse ait lieu, vu que, pour établir le diagnostic, il faut nécessairement toucher la malade, et que, pour peu que l'on ait d'habitude, il n'y a pas d'erreur possible: il n'y a que le cas où l'antéversion est symptomatique d'une tumeur développée entre le rectum et la matrice ou dans le ventre; et l'erreur sera souvent facile à reconnaître, aux signes rationnels qui ne seront plus les mêmes, et qui auront été précédés d'autres accidents.

Pour les signes rationnels généraux, ils peuvent être une source d'erreur par le scrupule que l'on met à toucher une jeune femme, une vierge; et cependant M. Hervez dit que cette affection commence souvent à cette époque. Alors on peut prendre l'aménorrhée, un dérangement des voies digestives ou urinaires, pour l'affection principale. Touchez donc la malade; c'est le seul moyen de redresser votre erreur.

OBSERVATION XII.

Antéversion prise pour pierre.

J'ai d'abord méconnu moi-même, comme bien d'autres, l'antéversion de la matrice; mais l'ouverture du corps d'une femme, morte à la suite d'une taille qui lui fut faite dans le dessein de la délivrer d'une pierre que l'on croyait chatonnée dans la vessie, me dessilla les yeux. En effet, on trouva la matrice située en travers dans le bassin, son museau appuyant sur la partie moyenne du rectum, et le haut de la partie antérieure de son corps sur le basfond de la vessie, faisant bosse au dedans de ce viscère, en y repoussant ses tuniques, bosse que l'on avait prise, du vivant de cette infortunée, pour une pierre chatonnée qu'on ne pouvait toucher à nu avec la sonde. On avait d'autant plus aisément été induit en erreur alors, qu'au dire de toutes les personnes que cette malade avaient appelées à son secours, elle avait la plupart des symptômes des pierreux. L'ouverture de son corps prouve qu'elle n'avait eu la vessie malade à aucun égard, et que le déplacement de la matrice avait fait toute la maladie. On fit des recherches sur le cadavre, pour trouver la cause de ce déplacement, et on n'en put reconnaître d'autres qu'un engorgement peu considérable dans la propre épaisseur de la paroi antérieure du corps et du fond de cet organe : les ligaments ronds étaient plus gros et plus courts qu'ils ne devaient l'être naturellement.

Je fis diverses questions aux assistants pour m'instruire du commencement et de la durée de cette maladie ; le peu que j'en pus apprendre fut que cette femme, dont l'âge était de trente ans, n'avait jamais été bien réglée; qu'il y avait plus de dix ans, qu'après une chute sur ses genoux, elle s'était plainte de difficulté d'uriner et d'aller à la selle, et que, quoiqu'elle n'eût pas eu d'enfants, on l'avait souvent crue grosse, tant par le dérangement de ses règles, que par des douleurs qu'elle avait presque toujours plus ou moins fortes dans le bas-ventre, surtout lorsqu'elle restait longtemps debout. Tout ce que je venais de voir et d'entendre, me faisant réfléchir sur le passé, me fit soupçonner qu'il se pouvait bien faire que j'eusse déjà vu ce cas sans l'avoir reconnu, ce qui me rendit plus attentif par la suite. (Levret, *Remarques sur les déplacements de la matrice,* 1773.)

RÉSUMÉ DU DIAGNOSTIC.

Tous les signes rationnels sont communs à la rétroversion. Le plus concluant de tous est l'absence de difficulté dans la défécation.

Il n'y a donc que les signes sensibles qui méritent toute votre attention : touchez la malade couchée, touchez-la droite ; car, dans de certaines circonstances, c'est la seule manière de reconnaître la maladie (Hervez de Chégoin), et rappelez-vous que tous les signes de l'antéversion tirent leur importance de la position du fond de l'utérus! car souvent on ne peut pas saisir le col, soit trop haut, adhérent, ou même impossible à toucher par ce que le fond de l'utérus obstrue le vagin.

PRONOSTIC.

L'antéversion, considérée d'une manière générale, est peu grave, surtout relativement à la rétroversion.

Cette affection est plus dangereuse dans l'état de réplétion de l'utérus par l'énergie des moyens chirurgicaux qu'elle peut réclamer; mais elle est si rare dans ces conditions que c'est dans l'état de vacuité que nous indiquerons toutes les nuances de gravité. Le danger dépend de la cause qui la détermine : ainsi, subite ou spontanée, elle est moins dangereuse que lente par engorgements, inflammations sanguines et adhérences. Entre ces dernières, il est des nuances faciles à comprendre, car les adhérences qui peuvent se former du col du vagin peuvent en faire une maladie des plus graves (obs. 14 suiv.). L'ancienneté de la maladie joue aussi un grand rôle dans le pronostic, plus ou moins grave que l'on doit porter; car dans l'état de vacuité, et même sans engorgement, c'est une affection souvent des plus rebelles à tous les efforts de l'art.

L'antéversion dans l'état de grossesse, qui survient dans les premiers mois, au lieu d'aller en augmentant, comme on l'observe lorsque l'utérus est dans l'état de vacuité, diminue au contraire graduellement au quatrième et cinquième mois, et disparaît ordinairement lorsque le corps de la matrice est élevé, excepté dans des cas rares où l'on a vu à trois mois, l'utérus rester dans le bassin, formant une tumeur saillante dans le vagin, contracter des adhérences qui rendent l'accouchement impossible (observation suiv. 15); ou bien dans le cas où, renversé d'abord, la grossesse survient, ils compliquent plus ou moins gravement l'accouchement, en dirigeant les efforts de la tête sur le sacrum (obs. 13 suiv.).

TRAITEMENT.

L'antéversion réclame des soins différents dans l'état de vacuité ou de grossesse.

1° Dans l'état de vacuité, il y a deux méthodes à suivre, l'une toute médicale, l'autre chirurgicale. On doit, d'abord, remonter à la cause de la maladie, la combattre par tous les moyens possibles, si l'on suppose l'antéversion causée par un engorgement de nature inflammatoire, vénérienne ou sanguine. Les antiphlogistiques, les mercuriaux, et après vous tenterez la réduction, ou même simultanément (obs. 6); et lorsqu'il n'y a plus d'engorgement notable, la position suffira seule pour déterminer la réduction (obs. 6); mais dans les cas les plus fréquents, et si la malade peut vaquer à ses occupations, employez de suite les moyens chirurgicaux ; plus vous agirez au début plus le succès sera certain. Mais avant de réduire l'utérus, il faudra vider les organes, le rectum, parce qu'il sera plus facile d'atteindre le col, la vessie, parce que, vidée, elle ne se replira plus sur l'organe et ne pèsera plus sur son fond par les urines accumulées dans leur réservoir : alors seulement réduisez l'utérus. Voici le procédé : vous touchez la malade par le vagin, vous allez accrocher le col, et vous le ramenez dans sa position ; mais quelquefois il y a les plus grandes difficultés à l'atteindre, au point que certains accoucheurs, comme madame Boivin, ont été jusqu'à l'accrocher avec un instrument : ce que nous blâmons. Dans un cas semblable, nous préférons la pratique de M. le professeur Moreau, qui introduit une sonde dans la vessie et pousse avec ménagement le corps en même temps qu'il accroche le col (Moreau, obs., *Accouchements*). Mais une fois l'utérus réduit, vous n'êtes pas au bout de vos peines, car la maladie va se reproduire d'elle-même, excepté lorsqu'elle se réduit subitement, comme dans le cas observé par M. Moreau. Il faut employer des appareils contentifs, prenant leur point d'appui sur le vagin ou sur le bassin. Les premiers, comme les seconds, doivent tendre à faire basculer l'utérus en plaçant le plus gros volume qu'ils présentent en avant et en arrière. Les seconds joignent à l'efficacité des premiers l'avantage de ne pas se déplacer ; et une fois qu'on les a appliqués vous devez espérer que votre réduction persistera. Mais il ne faut pas se lasser de ces moyens, car ce n'est quelquefois qu'au bout d'un an que la malade est guérie; et lorsqu'elle cesse intempestivement ces moyens, la maladie peut revenir, comme Levret en cite des exemples. Ce serait peut être le cas d'employer la ceinture du docteur Hull, de New-York, surtout si la chute des intestins semblait reproduire le déplacement chez une personne qui a de l'embonpoint.

2° Dans l'état de grossesse, quand l'utérus était dans l'antéversion, dans l'état de vacuité, et que même le médecin a conseillé la grossesse comme un moyen de redresser l'utérus, il se peut que l'utérus reste couché, et qu'au moment de l'accouchement, les contractions dirigeant la tête sur le sacrum, et que la délivrance devienne impossible; dans ces cas il faut accrocher les lèvres du col et attirer lentement son orifice au centre de l'excavation (obs. suivante, 13). Dans quelques cas rares, l'utérus est rempli par l'accumulation des règles ou par un fœtus; le col est obstrué par le vagin auquel il adhère, ou bien il est tellement basculé en haut, que le fond de l'utérus seul se présente au vagin, où il a contracté des connexions intimes; alors impossibilité dans l'émission des règles, annoncée à chaque époque par des douleurs violentes et un accroissement de volume. Dans l'autre cas, le travail a commencé et il n'aura pas un terme. Dans une si terrible conjoncture, il n'y a qu'un parti à prendre, c'est de faire l'opération césarienne vaginale, qui a été pratiquée deux fois, et avec succès, par M. Gauthier (obs. suiv., 14 et 15).

Accidents qui suivent le traitement.

Après la réduction du déplacement accidentel, il est quelques précautions à garder; il faut combattre les symptômes inflammatoires ou nerveux, qui sont quelquefois la conséquence des tentatives de réduction. Il faut être prévenu que la maladie se reproduit avec la plus grande facilité, et que les moyens contentifs les meilleurs peuvent échouer. Examinez donc fréquemment les pessaires que vous avez placés. Si c'était dans l'état de grossesse, où les moyens contentifs ne sont pas possibles, il faudrait tenir la malade couchée sur le dos, et encore, dans certains cas, entretenir la vessie libre, sous peine de voir les accidents se renouveler (Clément, 1828). Enfin, il faut être prévenu qu'une première antéversion, guérie par la grossesse, peut survenir après une deuxième imprégnation (Clément). Enfin, dans les cas où vous aurez constaté une antéversion existante au moment de l'accouchement, vous pourrez croire que la maladie a été réduite par la position que l'utérus a prise, lorsque la tête se sera engagée dans l'excavation, tandis qu'il n'en sera rien, et que les efforts les mieux combinés échoueront pour prévenir l'antéversion (obs. 13).

OBSERVATION XIII.

Antéversion survenue à la suite d'une chute faite vingt-quatre heures après l'accouchement ; nouvelle grossesse ; récidive de l'antéversion après l'accouchement, qui a nécessité les secours de l'art.

Madame..., d'une faible constitution, éprouva, le lendemain d'un accouchement, une syncope en allant à la selle. Sa domestique, qui l'avait fait asseoir sur le bassin, la croyant morte, s'enfuit épouvantée, abandonnant sa maîtresse qui tomba de son lit sur le parquet. Dans cette chute, la matrice se renversa en avant. Pendant six mois, Madame... ne cessa d'être languissante et d'éprouver les divers symptômes de ce déplacement; son médecin, l'ayant touchée, reconnut l'antéversion et la cause des accidents. Après l'emploi infructueux de divers moyens, un homme de l'art conseilla au mari de cette malade de la rendre enceinte, et elle le devint peu de temps après. Mais un état continuel de faiblesse et de souffrance obligèrent Madame.... de garder le lit pendant une partie de la grossesse. Madame Legrand, appelée pour accoucher cette dame, trouva la tête de l'enfant en partie descendue dans l'excavation du bassin, recouverte par la paroi antérieure de l'utérus qui était considérablement allongée. L'orifice du col dirigé vers la concavité du sacrum, et situé hors de l'axe des contractions du corps et du fond de ce viscère, n'avait encore subi aucune dilatation. Madame Legrand, ayant fait placer la malade sur un lit construit de manière que le bassin fût plus élevé que les épaules, soutint avec plusieurs doigts, introduits dans le vagin, la tête de l'enfant derrière les pubis, s'opposant à ce qu'elle ne descendît davantage, et tâchant de la diriger pendant la durée des contractions vers l'orifice du col, dont cette manœuvre finit par produire un commencement de dilatation. Madame Legrand profita de l'intervalle des douleurs pour attirer avec l'indicateur recourbé la lèvre antérieure du col vers le centre de l'excavation, jusqu'à ce que la tête fût assez engagée pour la maintenir dans cette position. Cette lèvre continua de prêter et de s'allonger au point de faire une saillie d'un demi-pouce au-delà de la commissure antérieure, et de recouvrir en partie la tête de l'enfant, après que celle-ci eût franchi la vulve, tandis que la lèvre postérieure ne concourut presque en aucune manière à la dilatation de l'orifice. Après l'accouchement, madame Legrand n'a pu réussir à prévenir la récidive de l'antéversion.

OBSERVATION XIV.

Antéversion survenue à la suite d'un accouchement ; rétention des règles ; opération césarienne vaginale ; réduction spontanée opérée probablement pendant la grossesse.

Au mois de juillet 1791, je fus mandé pour aller accoucher la femme Maille. Cette femme était en travail d'enfantement depuis quatre jours. La sage-femme avait fait plusieurs tentatives pour l'accoucher, mais elles furent infructueuses. L'enfant présentait l'épaule droite, la tête en devant, et le corps en arrière et à gauche; les grandes lèvres étaient très-tuméfiées. Je portai la main droite dans la matrice, pour dégager les pieds et les amener au passage; ce que je fis non sans beaucoup de difficultés, attendu que la matrice était étroitement serrée sur tout le corps de l'enfant, et que l'écoulement des eaux avait précédé de plus de soixante heures le moment où je fus appelé. Je terminai l'accouchement en peu de temps. J'avais recommandé à la sage-femme de faire de fréquentes injections dans le vagin, et d'appliquer des compresses dans une décoction émolliente, pour dissiper l'engorgement et l'inflammation que j'avais trouvés à ces parties. Cela fut fait le premier jour, mais on en négligea la continuation. L'engorgement et l'inflammation produisirent une adhérence de l'orifice de la matrice avec la paroi postérieure du vagin. Environ six semaines après son accouchement et à l'époque des règles, la femme éprouva des coliques violentes, sans aucune évacuation menstruelle. Pendant six mois les coliques se renouvelèrent de mois en mois, et le bas-ventre était aussi gros que celui d'une femme prête à accoucher. Enfin excédée de souffrances, cette femme vint me consulter à La Chapelle, où je demeurais alors. Ayant examiné et touché cette malade, je ne trouvai nulle trace d'orifice à la matrice: une tumeur ovoïde occupait toute l'excavation du petit bassin, et je sentis une fluctuation manifeste. Je ne doutai point qu'elle ne fut l'effet du sang menstruel amassé dans la cavité de la matrice, et retenu par le défaut d'issue et l'adhérence de son orifice avec la paroi postérieure du vagin. Je l'engageai à s'en retourner chez elle, et lui promis d'aller la soulager dans quelques jours. Je lui conseillai de prendre quelques bains domestiques. Trois jours après elle me fit prier d'aller la secourir. Je m'y transportai et la trouvai dans l'état le plus fâcheux ; les coliques ne la quittaient point depuis quelques jours ; je me disposai à l'opération, et voici comment je la fis. La malade, couchée sur le bord de son lit, les pieds appuyés sur deux chaises, les jambes écartées ; je séparai les grandes lèvres avec le pouce et le doigt médius de la main gauche ; je portai de la main droite un bistouri garni d'un ruban de linge, pour ne pas blesser les parties environnantes. Le doigt indicateur de la main gauche servit de conducteur. Je fis sur la tumeur une incision d'environ deux pouces d'étendue, et dans une direction transversale de droite à gauche, afin d'éviter la vessie et le rectum. Il en sortit environ une quantité de sang évaluée à quatre pintes : il était couleur lie de vin et sans odeur. La femme avait, un moment avant l'opération, le ventre aussi volumineux qu'une femme au moment d'accoucher. Je fis aussitôt des injections d'eau tiède pour déterger la matrice, et en faisant des pressions sur la région hypogastrique, il sortit beaucoup de sang mêlé avec l'eau qui avait servi à l'injection. Je recommandai à

M. Lastres, chirurgien présent à l'opération, de faire tous les jours des injections pendant longtemps pour conserver l'ouverture que j'avais faite à la matrice, afin que les règles trouvassent une issue libre à la première apparition, ce qui fut exécuté. La femme se rétablit promptement et les règles prirent leur route par l'ouverture que j'avais pratiquée à la partie antérieure et inférieure de la matrice. Cette femme eut un enfant dix-huit mois après l'opération. Elle en a encore eu deux. (Gauthier, *Nouveau journal de médecine,* t. VII.)

OBSERVATION XV.

Antéversion survenue à la suite de vomissements pendant la grossesse ; accouchement terminé par le moyen de l'opération césarienne vaginale et l'emploi du forceps.

La dame Devanau, sage-femme, demeurant à Paris, faubourg Saint-Martin, près l'hospice des Vieillards, me fit prier de venir voir la femme Saillot, demeurant faubourg Saint-Denis. Cette femme était en travail d'enfant depuis 15 à 18 heures. Etant arrivé chez elle, la sage-femme me tira en particulier, et me dit qu'elle était très-inquiète sur le sort de cette pauvre femme, attendu qu'elle ne trouvait point d'orifice à la matrice, quoique la tête de l'enfant fût très-bas et près des grandes lèvres, occupant tout le petit bassin. Cette femme éprouvait des douleurs violentes et très-rapprochées l'une de l'autre. Je portai le doigt dans le vagin pour m'assurer de l'état des choses. J'avais d'abord présumé que l'obliquité de la matrice pouvait dérober à la sage-femme l'orifice de cet organe; mais le toucher me désabusa : je trouvai une tumeur formée par la tête de l'enfant, et la paroi antérieure et inférieure de la matrice très-près du détroit inférieur. Je promenai le doigt tout autour et dans le centre; toutes mes recherches furent infructueuses; je ne trouvai nulle trace d'orifice; le vagin qui adhérait tout autour de cette tumeur n'avait qu'un pouce de profondeur en arrière, et un pouce en devant. Alors, je me mis en devoir de faire une opération semblable à celle citée page 43 du *Nouveau journal de médecine.* J'y mis plus de précaution et de temps, afin de ne point blesser la tête de l'enfant, qui était collée derrière la paroi de la matrice qu'il fallait inciser. L'incision faite, je portai le doigt dans la matrice et tout autour de l'enfant pour m'assurer de sa véritable position. Ayant trouvé la suture sagittale de droite à gauche, j'appliquai le forceps et je plaçai une de ses branches en arrière, devant l'excavation du sacrum, et l'autre derrière le pubis. Je fis faire un quart de tour à la tête, et je fis l'extraction de l'enfant assez promptement. L'enfant était extrêmement fort et bien portant. Il y eut une hémorrhagie qui céda aux moyens ordinaires. Avant de procéder à l'opération, j'avais fait plusieurs questions à la femme pour savoir si elle avait eu d'autres enfants, si elle avait eu ses règles par les voies ordinaires, si elle n'avait point eu de maladie dans les parties, soit plaie, contusion ou abcès. Elle me répondit que la seule indisposition qu'elle ait eue pendant sa grossesse était d'avoir vomi avec de grands efforts jusqu'au quatrième mois. Il est à présumer que, dans les efforts violents faits pour vomir, la matrice se sera déplacée, de manière que son orifice, porté en arrière, et le fond du côté du pubis, aura produit la gêne, et par suite, l'inflammation du museau de tanche, et de la paroi postérieure du vagin, ce qui aura déterminé l'adhérence de ces parties. Cette position est connue sous le nom d'antéversion. La femme n'a éprouvé d'autres incommodités que quelques difficultés d'uriner pendant les premières vingt-quatre heures, ce qui est assez commun dans les accouchements où la tête reste longtemps arrêtée au passage. Elle s'est parfaitement rétablie, et en peu de temps; les règles ont paru sept semaines après son accouchement; et depuis elles ont continué. J'ai examiné l'état des parties après la première apparition des règles; voici ce que j'ai observé : la matrice était très-rapprochée de la vulve; le vagin était très-court et adhérent dans tout le pourtour de la paroi antérieure de la matrice; l'ouverture ayant été pratiquée sur cet organe très-près du pubis, et, par conséquent, loin de l'os sacrum; postérieurement, le vagin n'a pas plus d'un pouce et demi d'étendue depuis la fourchette jusqu'à l'adhérence qu'il a contractée avec la matrice. (Gauthier, *Nouveau journal de médecine*, t. VII, p. 36.)

ANATOMIE PATHOLOGIQUE.

Nous possédons très-peu de choses comme cause ou effet des altérations pathologiques de cette maladie. Sur les organes environnants, on a observé souvent une distension plus considérable de la vessie et sa réflexion sur le corps de l'utérus. Les altérations sont plus nombreuses pour la matrice sans parler des changements dans sa situation qui peuvent varier depuis une légère inclinaison jusqu'à un renversement presque complet du fond en bas. C'est une flexion du corps sur le col. Je noterai les augmentations en volume, en densité, qui peuvent être la cause de l'antéversion; mais l'atrophie peut en être une conséquence (Mme Legrand). Le col peut se trouver adhérent, et c'est une de ces lèvres, la postérieure, ou ce sont les deux lèvres qui sont unies au vagin, et alors il est obstrué. Enfin les ligaments de l'utérus peuvent être gorgés de sang contenu dans les vaisseaux variqueux (Morgagni), être plus courts, plus denses (Levret). Est-ce la cause de la maladie ou en est-ce l'effet? C'est une question à résoudre.

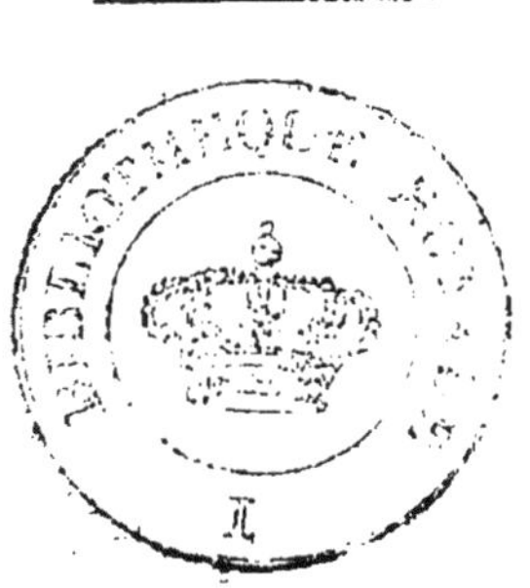

BIBLIOGRAPHIE

SUR LA RÉTROVERSION ET L'ANTÉVERSION.

HIPPOCRATE, *de Natura muliebri, de Morbis mulierum*, edente Foesio; 1595.

ASPASIE, dans l'ouvrage suivant :

AETIUS, 4e discours de la Tétralogie, chap. 77, *Artis medicæ principes*, t. II, p. 819.

Ambroise PARÉ, *Livre de la génération*, chap. 52, 1570; édit. Malgaigne, 1842.

SPACH, *Gynæceium, vel de mulierum morbis et affectibus ;* 1579.

RODERIGO DE CASTRO, *de Universa morborum muliebrum medicina ;* Hamburgi, 1628, lib. II, cap. 17, p. 273.

LITTRE, *Histoire de l'Académie royale des sciences de Paris ;* 1704.

KULMUS, *Diss. de utero delapso, suppressionis urinæ, et subsequente mortis causa ;* 1732 (in *Haller's Collect. dissert. chirurg.*, Bd. III, n. 87).

REINICK, *Disputatio medica de uteri delapsu suppressionis urinæ et subsequente mortis causa;* Dantzick, 1732.

MORGAGNI, *de Sedibus et causis morborum ;* 1748.

FABRICE D'AQUAPENDANTE, *de Chirurg. opera, ubi de vitiis quor. causa feminæ connubium non admittat.*

GRÉGOIRE, 1750.

Van DOWEREN, *Specimen observationum academicarum ad monstrorum historiam, anatomen, pathologiam et artem obstetriciam spectantium ;* Groningæ, 1765, cap. 7.

HUNTER, in *Medical observations and inquiries*, tome IV ; London, 1771.

Idem, *Scones de utero gravido*, tab. XVI.

LEVRET, DESGRANGES, DUSSAUSSOIS, VERMANDOIS, CROFT, *Ancien journal de médecine*, t. XL, pag. 169 (1773); t. XLVI, p. 65 (1778); t. LIX, p. 53 (1783); t. LXXX, p. 34 et 283 (1784).

SAXTORPH, in *Collect. Societatis medicæ Hafniensis*, vol. II (*S. Richter's chirurg. Bibliothek*, Bd. IV, St. 2, S. 235 (1775).

HOOPER, in *Medical observ. et vob. v.* Lond., 1776 (*S. Richter's chirurg. Bibl.*, IV, St. 1, S. 61).

S. WLETZECK, *Diss. de utero retroflexo, morbo gravidis perniciosissimo*; Pragæ, 1777.

Fr. CUYPERS, *Diss. de retroversione uteri gravidi*; Lugd. Bat., 1777.

Ab. WALL, *Diss. de uteri gravidi retroversione*; Halæ, 1782.

SCHŒFFER, in *Baldinger's neuem Magazin*, in anni 1784 die 4 octobri.

Fr.-S. BAUMGARTEN, *Diss. de utero retroverso*; Argentorati, 1785.

W. COCKELL, *An essay on the retroversion of the uterus, illustrated with cases and observationes*; London, 1785.

T. GILL, *de Ista herniæ uterinæ specie, quæ retroversio uteri vulgo dicitur*; Edimb., 1787.

GRUNER, *Dissertatio de utero retroverso*; Ienæ, 1787.

JAHN, *Dissertatio de utero retroverso*; Ienæ, 1787.

SCHELGEL, *Silloge operum minorum qui præstant ad. art. obstetriciam spectantium*; 1787.

Fr. MELITICH, *Abhandlung von der sogenannten Umbeugung der Gebärmutter*; Prag, 1790.

Fr. HIRT. BECKER, KIRSCHNER, NAUMBURG, NEDEL, in *Stark's Archiv für die Geburtshülfe*, Bd. I, S. 48; Bd. II, S. 176; Bd. IV, S. 637; Bd. VI, S. 381 et 675.

Th. DENMAN'S *Anleitung zur praktischen Geburtshülfe*, aus dem Engl. von Römer; Zürich und Leipzig, 1791.

LOHMEIER, in *Theden's neuen Bemerkungen und Erfahrungen zur Bereicherung der Wundarzneikunst und Arzneigelahrtheit*, Thl. III; Berlin und Leipzig, 1795.

MURRAY, *Dissertatio in uteri retroversionem animadversiones*, in-8°; Upsal., 1797.

LINDBLAD, *S. animadversiones in uteri retroversionem*; Upsal., 1797.

BAUDELOCQUE, *Traité d'accouchements*, 1799.
S.-C. HERSCHECK, *Diss. de retroverso utero*; Halæ, 1799.
VERLMANN, *de Uteri gravidi retroversione*; Gottingæ, 1799.
DESTRÉE, CORTAMBERT; thèses, 1802.
SAXTORPH, in *Gesammelten Schriften* von Scheel; Hoppenhagen, 1803, p. 258 et sqq.
C.-S. FRIES, *Abhandlung von der Umkehrung oder eigentlichen Insersion der Gebärmutter*; Münster, 1804.
BAYSSELANCE, *Dissertation sur le renversement de l'utérus*; Paris, 1804.
FRANCE, *Diss. sur la rétroversion de la matrice*; Paris, 1806.
HASELBERG, *Untersuchungen und Bemerkungen über einige Gegenstände der praktischen Geburtshülfe*; Berlin und Stralsund, 1807.
G.-M. RICHTER, *Synopsis praxeos medico-obstetriciae*.; Mosquæ, 1810.
S. MERRIMAN, *Diss. on retroversion of the lomb.*, etc.; London, 1810.
BUCZYNSKI, *de Retroversione uteri*; Vilnæ, 1811.
NAEGELÉ, *Erfahrungen und Abhandlungen aus dem Gebiete der Krankheiten des weiblichen Geschlechts*; Manheim, 1812.
FINAZ, thèse, 1813.
GARDIEN, *Accouchements*, 1816.
GOUGIS, thèse, 1817.
SCHWEIGHÆUSER, *Aufsätze über einige physiologische und praktische Gegenstände*; Nürnberg, 1817.
VAHLE, *Diss. de retroversione uteri*; Berolini, 1817.
LYNNE, in *Medical comment.*, tome VI.
BURNS, *Anatomy of the gravid. uterus*, etc.
CHESTON, in *Medical communications*, tome II, p. 2.
WAITZ, vid. *Richter's chirurgische Bibliothek*, tome V, p. 548.
GARTSHORE, in *Medical comment.*, tome V.
WILLICH, in *Richter's chirurg. Bibliothek*, tome V, p. 132.
GOUGIS, *Diss. sur la retroversion de l'utérus*; Paris, 1817.
W.-I. SCHMITT'S *Bemerkungen und Erfahrungen über die Zurückbeugung der Gebärmutter bei Nichtschwangeren*; Wien, 1810.
S.-L. MEISSNER, *die Dislocation der Gebärmutter*, Thl. II; Leipzig und Sorau, 1822.

P. Eichhorn, *Von der Zurückbeugung der nichtschwangeren und schwangeren Gebärmutter*, 1822.

Bellanger, *Mémoire sur la rétroversion de l'utérus* (*Revue médicale*, fév. 1824, p. 229).

Sch.-P. Frank, *Opuscula posthuma ab Josepho filio, nunc primum edita*; Viennæ, 1824, p. 78.

L. Mende, *von der Zurückbeugung der Gebärmutter im geschwängerten und ungeschwängerten Zustande*, in *diesen Beobachtungen aus der Geburtshülfe und gerichtlichen Medicin*, Bd. II, 1825, S. 150.

Boyer, *Chirurgie*, 1825.

Dreier, Soach, Lund, *de Retroversione uteri*; Haoniæ, 1826.

L.-Ph. Horn, *Bemerk. und Beobacht. über einige Gegenstände der prakt. Geburtshülfe*; Wien, 1826.

M.-A. Schneider, *Inaugural-Abhandlung über die Vor- u. Rückwärtsbeugung der Gebärmutter bei Nichtschwangern*; Würzburg, 1826.

Bazin, *De la Rétroversion de l'utérus*, 1827.

Clément, *Clinique des hôpitaux*, novembre 1828.

Ameline, *De l'Antéversion*, thèse, 1827.

Hervez de Chégoin, *Mémoires de l'Académie de médecine*, 1833.

Madame Rondet, 1833.

Martin le jeune, de Lyon, *Mémoire sur la rétroversion*, 1835.

Boivin et Dugès, *Traité des maladies des femmes*, 1835.

Imbert, *Maladies des femmes*, 1840.

Moreau, *Traité d'accouchements*, 1841.

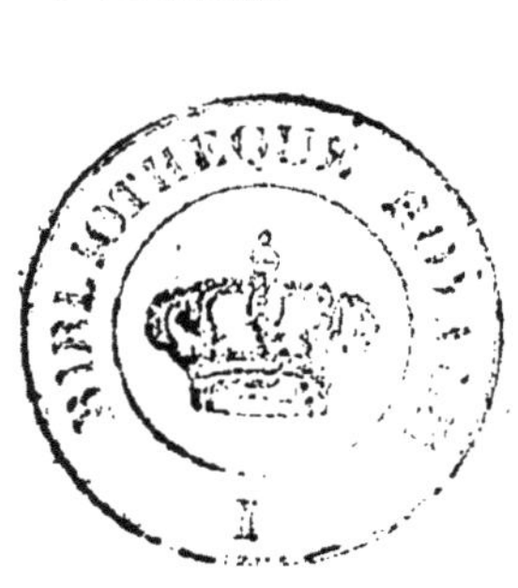

ERRATA.

Page 20, ligne 28, *au lieu de* es en rapport, *lisez* est en rapport.

Page 22, ligne 30, *au lieu de* en chassant le péritoine, *lisez* dans le cul-de-sac du péritoine.

Page 24, ligne 2, *au lieu de* l'utérus se levant, *lisez* l'utérus s'élevant.

Page 86, ligne 9, *au lieu de* que la malade, *lisez* la malade.

Id. ligne 10, *au lieu de* comme on voit, *lisez* comme on le voit.

Page 87, ligne 12, *au lieu de* les internes, *lisez* les internes de l'hôpital Saint-Louis.

Page 88, ligne 9, *au lieu de* ce que nous avons dit, *lisez* ce qui est l'exception.

Id. ligne 24, *au lieu de* un volume, *lisez* une épaisseur.

Page 97, ligne 17, *au lieu de* l'utérus se rompt, *lisez* le vagin se rompt.

Page 106, ligne 26, *au lieu de* rapproché de l'époque, *lisez* à une époque rapprochée.

Page 107, ligne 24, *au lieu de* par les douleurs éveillant, *lisez* éveille par les douleurs.

Page 126, ligne 5, *au lieu de* encéphalociste, *lisez* acéphalocistes.

Page 128, ligne 11, *au lieu de* un pouce de profondeur, *lisez* un pouce et demi.

Page 138, ligne 8, *au lieu de* celles qui reconnaissent, etc., sont des plus graves parce que la rétroversion, *lisez* la rétroversion qui reconnaît pour cause, etc., est des plus graves parce qu'elle.

Page 144, ligne 28, *au lieu de* par la traction, *lisez* l'urèthre par la traction.

Page 149, ligne 12, *au lieu de* on peut le faire, *lisez* on peut la pratiquer.

Id. ligne 13, *au lieu de* on peut même l'avoir refoulé, *lisez* on peut même avoir refoulé l'utérus en haut préalablement par le vagin.

www.ingramcontent.com/pod-product-compliance
Ingram Content Group UK Ltd.
Pitfield, Milton Keynes, MK11 3LW, UK
UKHW020135220726
13923UKWH00001B/182

9 782019 278779